人生就是一部西游
看谁能够取得真经

焦虑时代的传奇故事

我在路上遇到唐僧

成君忆 著

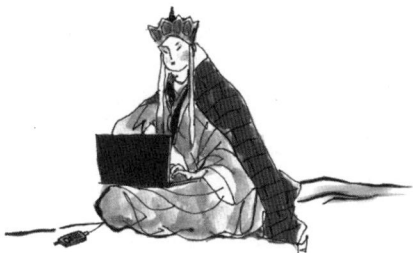

深圳出版发行集团
海天出版社

几乎所有的老板和上班族都在经受焦虑的煎熬。那么，焦虑是怎么形成的？它会对我们的职场和生活造成怎样的危害？我们的人生应该怎样从焦虑中突围，并最终找到对工作的热爱？

　　本书的主人公龙小毅在焦虑中苦苦地坚守，终于被焦虑击溃。但随后发生的一次奇妙旅程，却帮助他找回了自己的人生。

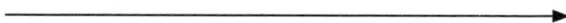

I met monk Tang on the road

目 录

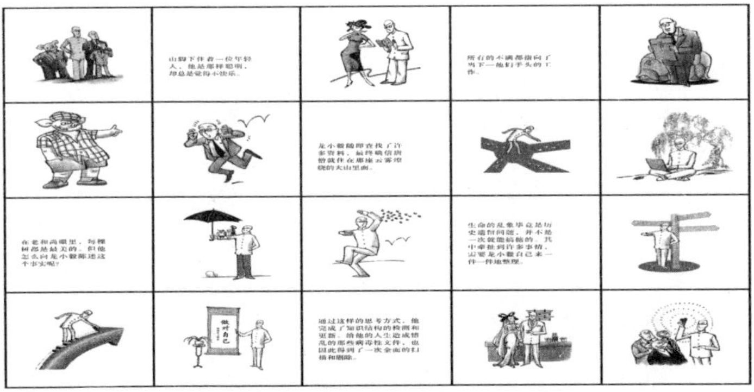

I met monk Tang on the road

推 荐 序

焦虑时代的人生读本

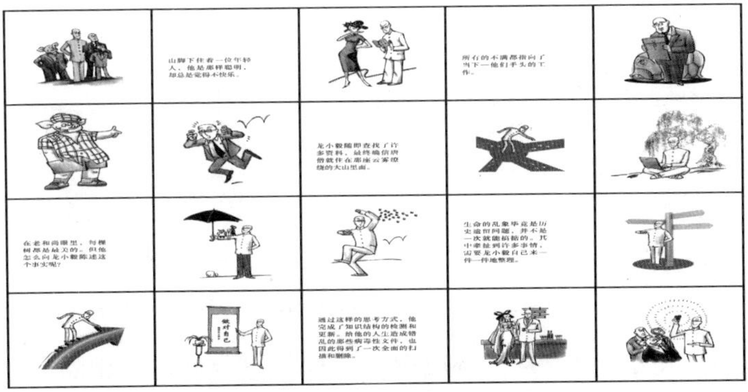

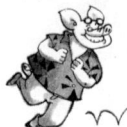

《我在路上遇到唐僧》是成君忆移居深圳之后创作的第一部作品。早在七年前，他就在《孙悟空是个好员工》一书中论述过唐僧师徒的团队管理之道。后来，阿里巴巴的马云也成为唐僧的粉丝，并且在很多场合引用成君忆的论述。而今在我看来，成君忆与马云，一作家，一企业家，却也和唐僧一样，都是西天路上的取经人。

　　关于深圳，人们往往会看到这座城市的效率与繁荣。等到成君忆来时，他看到的却是隐藏在繁荣之中的焦虑。我得承认，他看到了更深层次的事实。事实上，不止是深圳，甚至整个商业社会都陷入了焦虑之中。

　　据说，美国华尔街80%的职业经理人都有比较严重的失眠症。而在北京、上海、广州、香港、深圳等一线中国城市，绝大多数工作者都曾经感觉到心情郁闷和焦虑。中国社会科学院刚刚发布①的《2011年中国城市竞争力蓝皮书》显示，在294个城市中，深圳的综合竞争力排名全国

---

①发布时间为2011年5月6日。

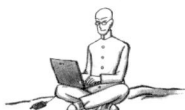

第四，仅次于香港、上海和北京；但在"幸福感"一项中，深圳的排名却很是靠后，名列广东省倒数第一。另据中华英才网对IT、金融、制造业等15个行业的1500余名企事业职员进行的调查报告则显示，超过90%的受访者都有不同程度的焦虑症状。有压力感到累，没压力感到慌，中国人的职场生活已经"赶英超美"，陷在焦虑之中进退维谷。

职场焦虑也因此成了一个世界级的管理学难题。成君忆从业于管理咨询多年，被称为管理学界的文学派，他以他特有的冷峻，在观察，在思考，试图对这个令人头痛的管理学难题，给出文学性的解答。

《我在路上遇到唐僧》，讲述的便是一位上班族鏖战职场罹患焦虑症的故事。故事说："山脚下住着一位年轻人，他是那样聪明，却总是觉得不快乐。"这种寓言式的叙事，意味深长，令人沉思。关于故事的主人公，成君忆特别交代说："他有一个很中国的名字，叫做龙小毅。"又给他取了一个很有性格的外号，叫做"铁面书生"。龙小毅的三位同事，则分别是"拼命三郎"龙小强、"开心果"龙小乐和"老好人"龙小默，他们分别象征着职场上

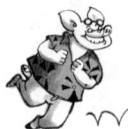

形形色色的焦虑症。一时之间，逃离办公室成了许多职业人士的心理选择。有的在不停地跳槽，却怎么也跳不出焦虑症的魔掌。有的则被迫在家休养，丧失了生活的勇气。

几乎所有的老板和上班族都在经受焦虑的煎熬。那么，焦虑是怎么形成的？它会对我们的职场和生活造成怎样的危害？我们的人生应该怎样从焦虑中突围，并最终找到对工作的热爱？龙小毅在焦虑中苦苦地坚守，并终于被焦虑击溃，但随后发生的一次奇妙旅程，却帮助他找回了自己的人生。

作为读者，我很喜欢成君忆这种关注时代而又意味深长的叙事。于是，我又联想起一位老妇人的故事来。

那位老妇人在街头卖花。她的穿着是那样朴素，甚至显得很有些破旧。她的身体似乎也很羸弱。但她满是褶皱的脸上却洋溢着莫名其妙的喜悦，像花儿的芬芳一样感染着每一个路人。

有人奇怪地对她说："生活充满了烦恼，但你似乎很能承受。"

老妇人回答说："耶稣在星期五被钉在十字架上，那是全世界最糟糕的一天。可是三天以后，就是令人快乐的

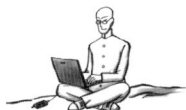

复活节。所以，每当我遇到麻烦，我就会像耶稣那样耐心地等待三天，快乐就会重新回到我的心中。"

在"五一"劳动节的闲余时光里，我饶有趣味地看着成君忆的叙事，心想他还真像那个婆婆妈妈的老妇人。从前有哲人说："人类一思考，上帝就发笑。"看完成君忆的叙事之后，我终于明白了，人类之所以思考，是因为焦虑和没有耐心的缘故。

就像西方的老妇人在人生道路上遇到耶稣一样，成君忆也在他的人生道路上遇到了唐僧。我想，从某种意义上讲，也许成君忆自己就是龙小毅的原型吧？好书不厌百回读，我要感谢成君忆的真诚奉献，为我们这些鏖战职场的工作者，提供了这样一个别开生面的人生读本。

尹吕龙

2011年5月于深圳

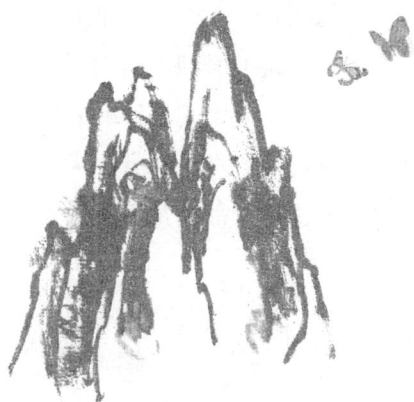

I met monk Tang on the road

焦虑时代的传奇故事

我在路上遇到唐僧

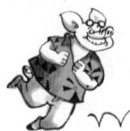

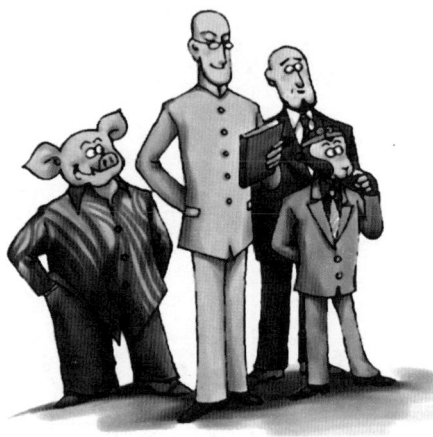

焦虑时代的传奇故事

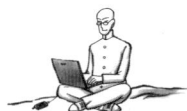

1

山脚下住着一位年轻人，他是那样聪明，却总是觉得不快乐——亲爱的读者，这位年轻人是你吗？请原谅，我无意冒犯你——我是说，如果他恰好就是你，那么你就可以从他的故事里，找到适合你的解决方案。

在故事里，他有一个很中国的名字，叫做龙小毅。他还有一个很有意思的外号，叫做"铁面书生"。他的三位同事，则分别是"拼命三郎"龙小强、"开心果"龙小乐和"老好人"龙小默。这些年轻人正值青春的岁月，绽放着人生最美丽的风华。然而，因为各种莫名其妙的惊恐和焦虑，他们的青春与风华就像寒风中的花朵一样慌乱失措。而你，也许就是他们中间的一位。

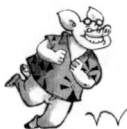

你也许是"铁面书生"龙小毅。由于对事物的缺点相当敏感，你总是没法快乐起来，并且很容易受到伤害。你处世谨慎，喜欢研究问题，喜欢做计划，注重细节完美。这种近乎固执地追求完美的性格倾向，使得你对自己和对别人的要求都有些过分地严格。你是一个孤独而有深度的人，孤独得像一只乌龟，小心翼翼地龟缩在自己的壳里，冷峻地打量着这个危险的世界。

你也许是"拼命三郎"龙小强。由于缺少对这个世界的信赖，你总是强硬地把控制权紧握在自己手中。你强调坚强而又独立的工作能力，强调行动、绩效和成果，总是能够不屈不挠地完成自己的任务。你是办公室里的铁腕人物，喜欢控制局面，并且不由分说地按照自己的意愿发出指令，总是显得那么强硬、霸道、粗鲁，甚至于有些冷酷无情。

你也许是"开心果"龙小乐。你是一个享乐主义者，喜欢追逐新鲜、有趣、好玩的娱乐游戏。你是办公室里的活宝，因为有了你，就有了满屋子的欢声笑语。你是欢乐场上的中心人物，热情洋溢，装腔作势，花样百出，令人捧腹。然而，你似乎也总是在逃避生活中的麻烦事，一旦

焦虑时代的传奇故事

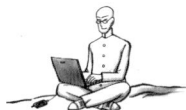

遇到困难，就很快消失得无影无踪，好像是一个永远也长不大的孩子，真诚而又善变。

你也许是"老好人"龙小默。当龙小毅在焦虑、龙小强在控制、龙小乐在不负责任地逃跑的时候，你也在极力回避冲突和考虑自己的立场。你的重点在于维系一种友好的人际关系，善于为别人着想，显得谦卑、宽容而有耐心，并且因此丧失了自己的主见。你习惯于熟悉的生活环境，习惯于按部就班的游戏规则，对于变化却总是显得那么不以为然和抗拒。一旦变化真的来临，你通常会选择沉默。基于一种稳妥性的考虑，你总是在默默地承受，得过且过，听天由命。

无论你是谁，你都会有属于自己的人格类型。在这个令人纠结的时代，你憧憬着快乐的职场生活，无处不在的压力却会让你处在疲于奔命的焦虑之中。而不同类型的人格，便会表现出形态各异的焦虑症状。就像龙小毅和他的同事那样，你也会和你的同事一起，组成一个色彩斑斓的世界。你们会以各色名样的姿态相处在一起，有时候互相帮助，有时候又互相冲突，演绎出许多令人感叹的情景剧。

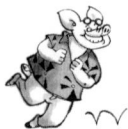

现在，就让我来讲述龙小毅的故事。这位天资聪颖的年轻人，已经在山脚下居住了多年。那座大山仿佛就压在他的身上，压得他喘不过气来。他的同事们也是这样，仿佛每个人身上都承受着一座大山。可以想见的是，如果他们一直这么承受着，那么他们迟早会被各自的大山压垮的。

这是一则关于焦虑的故事。它也许是你的故事。也许是你的同事的故事。总之，与你的人生有关。

读书笔记：_____

_____

_____

_____

_____

_____

_____

_____

_____

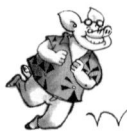

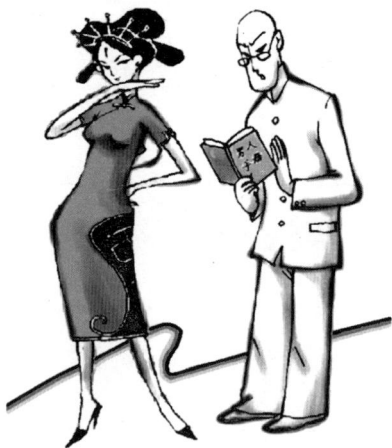

焦虑时代的传奇故事

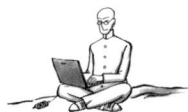

2

　　龙小毅的焦虑似乎由来已久。在此之前，他好像也曾经快乐过。那是一种无忧无虑的快乐，快乐得像传说中的伊甸园，而他就是伊甸园里的亚当。随着他一天天长大，他爱上了一个女人，一个夏娃似的女人，他想和她在伊甸园里幸福地生活一辈子。谁知他想得天真，现实却很冷酷，于是便出现了麻烦，让他心烦意乱、焦躁不安。

　　现实是复杂的，复杂得像盘根错节的经济学体系。现实也是荒谬的，荒谬得像一篇自圆其说的经济学论文。在这个被经济学定义的商业社会，甚至于人生的价值也需要用经济学理论来评估。即便是神圣的爱情，也常常被理解成一种价值与交换价值的经济关系。男人是女人的交换价

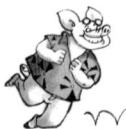

值，女人也是男人的交换价值，于是婚姻便成了男女双方追求利益最大化的博弈之战。

龙小毅深深地爱着那个女人，他很在乎她身上令人迷恋的价值，并且愿意为此付出自己的一切。问题是那个女人并不这样认为。她经过反复评估，认为他作为一个男人的价值太低，在男女双方的价值与交换价值之间，无法实现她的利益目标。在一个风雨交加的深夜，他们决裂了，女人绝情而去，在他的心上留下了一道难以愈合的伤口。

女人的利益目标是一套精致而又舒适的住房，以及这套住房所承载的富裕生活。可怜的龙小毅并不是一个成功者，尽管他相貌英挺、才华俊逸，但他的收入却是这样菲薄。这是一个经济基础决定上层建筑的年代，以如此薄弱的经济基础，可怎么能够构造起爱情的上层建筑？

浪漫的爱情像肥皂泡一样破灭了，残酷的现实把他的注意力拉回到他的薪酬上来，拉回到房价、物价与薪酬之间的互动关系上来。不幸的是，他的薪酬似乎永远也追不上房价和物价的涨幅。他所需要的经济基础像大山一样压在他的身上，让他感到憋屈。

他变得越来越愤世嫉俗。接着，他看到了越来越多的

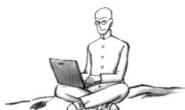

不公正。事实上，有许多不公正的事情从前就存在过，但那时他并不像现在这样反应强烈。"为什么有钱人财富连城，而我连一间住房都没有？""为什么有钱人总是被美女们簇拥，而我却连一个女朋友都没有？""为什么有钱人总是过得穷奢极欲，而我却连一点闲暇都没有？"他在内心一次又一次地控诉，结果把自己折腾得憔悴不堪。

愤世嫉俗的当然不止是龙小毅，还有一些同病相怜的同事，包括"拼命三郎"龙小强、"开心果"龙小乐和"老好人"龙小默。他们在一起谈论男女之间的爱恨情仇，谈论物价和股市的涨跌起伏，谈论社会热点新闻的台前幕后，例如某某企业家成了世界首富啦，某某明星嫁入豪门啦，某某贪官聚敛了多少民财啦。常常是伴着一声长叹，他们会以更加激烈的语气争论起快乐与痛苦的哲学关系。

龙小毅相信，快乐只属于记忆中的历史，属于李白斗酒诗百篇的那个唐朝，或者是东风夜放花千树的那个宋朝。尽管他与李白相距一千两百多年，但他依然执着地相信，那个朝代就像少年时光一样快乐逍遥。可惜啊，世风日下，快乐已经一去不复返，成了遥远的传奇。

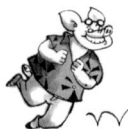

当"铁面书生"龙小毅在怀念历史的时候，"开心果"龙小乐也在憧憬着未来。尽管未来具有极大的不确定性，但浪漫多情的本性却使得他像猎狗一样到处捕捉快乐的信息。他似乎比龙小毅更加焦虑，他拒绝谈论任何让他感到焦虑的事情。

与龙小毅的多愁善感和龙小乐的歇斯底里不一样，"拼命三郎"龙小强总是显得理性而又坚强。他比任何人都信仰博弈论，认为焦虑不过是斗智斗勇过程中发生的一种伴生现象，就像机枪在扫射时枪膛会发热一样。他在用理性控制自己，以免自己的枪膛发热爆裂。

只有"老好人"龙小默总是微笑着，好像能够接纳人世间所有的麻烦。事实上他也会焦虑，出于一种稳妥性的考虑，他会把所有的焦虑都掩藏起来。他只说得体的话，只做得体的事，以他特有的谦卑、宽容和耐心，默默地承受着正在发生的一切。

所有的不满都指向了当下——他们手头的工作。他们好像从未喜欢过自己的工作，他们喜欢的是工作有可能带来的高薪酬。然则作为工作的交换价值，他们的薪酬总是让他们感到羞涩和难堪。他们需要更多的金钱，并因此产

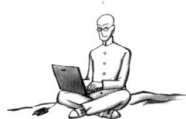

生了对工作更深的怨恨。

　　他们甚至开始怨恨老板，他们认为老板应该为他们的爱情买单，为他们的住房买单，因为老板实在是太苛刻了。事实上，老板与员工之间也是一种价值与交换价值的经济关系，也是一场各自追求利益最大化的博弈之战。就像女人怨恨着男人一样，他们对老板的怨恨似乎也是那么天经地义。尽管老板已经给他们中间的某些人涨过几次工资，但他们还是觉得钱不够用。

　　这是一个唯利是图的商业社会，钱意味着魔力，足够的钱意味着足够的魔力，意味着豪华而又舒适的住房，意味着化痛苦为浪漫的现代神话，但现实与欲望之间却形成了如此巨大的反差，让他们感到近乎绝望。

读书笔记：_____

_____

_____

_____

_____

_____

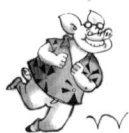

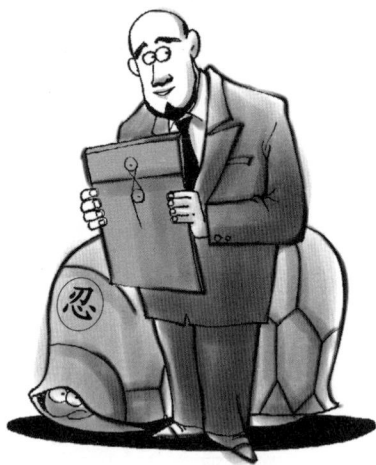

焦虑时代的传奇故事

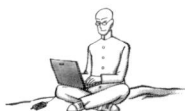

3

　　最先离开公司的是龙小乐。让人郁闷的工作环境，让他从"开心果"变成了"牢骚大王"。他去了人才市场，利用他无与伦比的花言巧语找到了一份更高薪的工作。同事们怀着高兴和羡慕的心情为他送行，但不久之后又听说他被老板炒了鱿鱼，因为他缺少货真价实的胜任能力。

　　不久之后，"拼命三郎"龙小强也跳了槽，到一家数据公司做项目部经理，薪酬是从前的两倍，但劳累也是从前的两倍或者更多倍。

　　办公室里只剩下"铁面书生"龙小毅和"老好人"龙小默，像老黄牛一样在岗位上耕耘着。他们的新同事则好似龙小强和龙小乐的翻版，来了又走，来了又走，在寒来

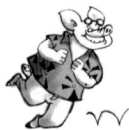

暑往之间，仿佛树叶似的生荣枯落。

性格孤僻的龙小毅默默地承受着一切，心里平添了许多沧桑感。在一个阳光明媚的早上，他又听到了一个令人震惊的消息："老好人"龙小默罹患了抑郁症！

怎么可能呢？每天笑容满面的龙小默怎么会罹患抑郁症呢？他是那样谦和，那样安常守分，怎么会罹患抑郁症呢？而且，这个抑郁症也来得甚是蹊跷，叫做什么"微笑性抑郁症"。

多年以来，公司一直在倡导快乐工作，要求市场一线的营业员坚持微笑服务。即使在公司内部，也要求全体员工始终保持微笑。培训部的老师说，当人们微笑时，大脑就会得到一种特别的信号，继而对身体和情绪产生非常好的化学反应，不仅让自己变得非常有亲和力，而且有利于健康。老师讲述了很多案例，甚至以自己的经历现身说法，说她曾经遭遇到接二连三的不幸，心情非常低落，为了改变自己，每天早上起床后，对着镜子微笑。刚开始的时候，她笑不出来，甚至差点要哭，但她强迫自己笑。于是，渐渐地，渐渐地，奇迹出现了：她的笑容从牵强变得自然，从僵硬变得温和，整个人的精神状态都变得美好起

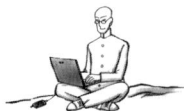

来。她因此得到老板、同事和顾客们的欣赏，从此飞黄腾达，成了春风得意的职场达人。

老师就是权威。在美女老师的示范作用下，几乎所有人都相信微笑疗法的神奇效果，加上公司的文化导向，微笑已经成为人们照章奉行的职业行为。每天对着镜子微笑5分钟，就像女人们的化妆一样，成了职场一族的必修课。

龙小默的微笑是迷人的。他不像龙小乐那样，笑得很夸张，也不像龙小强，笑得很牵强。他总是温文尔雅地笑着，就像冬日里的阳光似的，叫人看着暖和。微笑的妙用和魅力，在他的脸上得到了含蓄而又令人感动的呈现，怎么会突然跟抑郁症扯到一起去了呢？

原来，所谓职业性微笑其实是一种强颜欢笑。从人的本性来看，微笑是内心愉悦的表情联动。可是为了维护自己与老板、同事、顾客之间的友好关系，也为了礼貌和自身的职场形象，即使内心痛苦或者烦躁，也要极力控制自己，伪装出一脸的笑容来，就会让微笑变成一种用理智操纵的机械行为。于是，真实的性情被扭曲了，在较长时间里一次又一次的扭曲，就会造成内在情感代偿机制的受

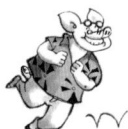

损，从而导致心理危机，出现"微笑性抑郁症"。龙小默白天微笑工作，下了班却心情沮丧，回到家更是常常莫名其妙地乱发脾气，正是"微笑性抑郁症"的典型征兆。

说起来，"老好人"龙小默可是办公室里最资深的员工。长期伪装快乐，他的内心早已充满了对快乐的虚无感。他再也禁不住焦虑的煎熬，便找了一个适当的借口向公司请辞，以他惯有的礼貌方式溃退而去。

从龙小乐到龙小强，从龙小强到龙小默，多米诺骨牌一张一张倒下，终于打倒了还在岗位上苦苦坚守的龙小毅。大约就在龙小默辞职的第二周，龙小毅也做出了逃离办公室的决定。他再也没有办法坚持下去，不仅仅因为薪酬低，更因为对工作的厌倦。

读书笔记：_____

_____

_____

_____

_____

_____

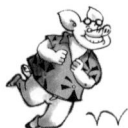

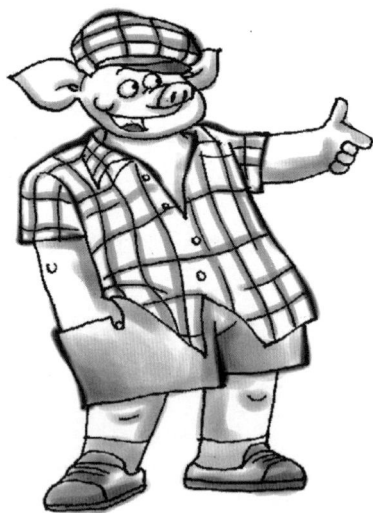

焦虑时代的传奇故事

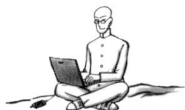

4

　　那是一个周末的聚会，地点就在"老好人"龙小默的家里。朋友们听到他离职的消息，想起同事多年的情分，都有很多感慨。"开心果"龙小乐也从外地赶回来了，他似乎总在跳槽，已经换了好几个公司了。"拼命三郎"龙小强也破天荒地放下了手头的工作，赶过来和大家欢聚一堂。

　　"我说铁面书生啊，"龙小乐叫着龙小毅的外号，调笑道，"大家都走了，只有你还在坚守岗位，你是属狗的吧？忠诚度这么高！"他语含讥讽，怪话连篇。在他的词典里，忠诚度就是傻瓜的代名词。

　　龙小毅只好跟着苦笑了一声，回答说："我也守不住

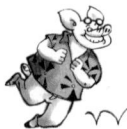

了。连老好人都走了，我也该有新的打算了。"

龙小强问："你有什么打算呢？"

龙小毅说："我想出国留学，先读几年书再说。"

大伙儿都敬慕地看着他。在他们中间，龙小毅毫无疑问是最有学问的大才子。没想到他学无止境，早就过了而立之年了，还要远涉重洋，留学海外，真是叫人感叹。

只有龙小毅才知道自己的真相。在他的内心深处，有一种很隐秘的自卑。这种心理特征使得他总是趋向于深谋远虑，或者是优柔难断。事实上，他需要的是一本更高级的学历证书，让他显得更有才能和更自信，以便能够在人才市场找到一份满意的工作。

"别看你这么有学问，有些事你可能还真不知道。"龙小乐继续搞怪道，"我来问你，你知道谁是第一个留学海外的中国学者吗？"

龙小毅吃了一惊，只好呆呆地望着龙小乐，窘迫得一句话也说不出来。大家看着，都觉得有趣，便一起大笑了起来。

有龙小乐的地方就有笑声。分别几年了，他依然是这么装腔作势，花样百出，令人捧腹。龙小毅很欣赏他的热

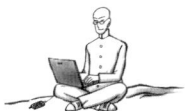

情和机智，但对他的粗心、健忘和情绪化的善变也颇有腹诽。他的恶作剧往往是令人愉快的，只要不是太过分，龙小毅也很愿意被他捉弄。

这一次，龙小毅显然遇到了令人费解的难题。等到大家笑完了，他只好老老实实地向龙小乐承认说："我不知道。"

"不知道是吧？"龙小乐故作高深地对他说，"让我来告诉你，可要记住咯，第一个留学海外的中国学者是唐僧。你看，又给你长知识了吧！"

"为什么是唐僧？你说的是《西游记》里的那个唐僧吗？为什么是他？"

为什么是唐僧？龙小乐也不知道。他不过是在随口戏言，没想到龙小毅这么认真。好在他脑筋转得快，很快就找到了理论依据。

"唐僧的人物原型是唐朝的玄奘法师。贞观三年，玄奘法师西去取经，游学天竺各地。贞观十九年正月，玄奘法师回到长安，受到官方和民间的盛大欢迎，成为中国历史上第一个留学海外大获成功的经典案例。今日你也想出国留学，这位唐僧啊，岂不是你的榜样？"

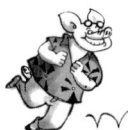

"你说得对。"龙小毅感慨地说，"可惜啊，昔人已随白云去，人间空留《西游记》。可恨啊，可恨我不能与唐僧相见于同一个时代，否则我也可以像孙悟空、猪八戒、沙和尚那样，拜在他的门下，做他的徒弟。人生若有唐僧这样的导师，焉有不成功的道理！"

"告诉你一个秘密。"龙小乐把嘴巴凑到龙小毅的耳边，用悄悄话说道，"唐僧还活着，他从唐朝一直活到现在，如果你真有诚心，是可以找到他的。"

龙小毅又吃了一惊，反问道："那怎么可能？人生在世，岂有长生不老的道理？"

龙小乐诡笑道："怎么不可能？亏你还是个做学问的，别人不懂，难道你也不懂？你读了那么多的书，应该知道人的生命是一种神秘现象。更神秘的是，一个人可以通过他的觉悟获得永生。从人类的历史来看，虽然只有很少人能够到达永生的境界，但唐僧毫无疑问就是到达永生境界的少数几个人之一。"

龙小毅先是将信将疑，但接着就有些信了。诚如龙小乐所言，人的生命的确是一种很神秘的现象。直到现在，没有任何一种科学能够解释生命的起源和存在，而只能用

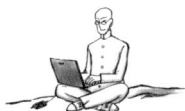

各种想当然的假设来做描述。科学诚然有其精妙之处，但到底只是一些工具、技法和路径罢了。人们可以通过科学去发现生命的神秘之处，但生命自身的博大和幽微却足以令世界上最伟大的科学家叹为观止。

在学校里，龙小毅读的是理工科。和同学们一样，以他们所接受的教育，他理应成为一名科学主义者。可是在大二时，他读到泰戈尔的《吉檀迦利》，顿时被其中的神秘主义光辉所吸引。此后他着了魔似的抄写泰戈尔，吟诵泰戈尔，品味泰戈尔，心里一次又一次地涌动着飞蛾扑火似的冲动。可惜在大学毕业以后，他的注意力被迫回到找工作、挣工资和柴米油盐的世俗生活中来，从此关闭了那扇叫做泰戈尔的心灵之窗。

但龙小毅至今还能记得泰戈尔的许多经典名句。其一曰："我的心是旷野的鸟，在你的眼睛里找到了它的天空。"每当记诵起这句诗，龙小毅都会有一种很深切的感同身受。在无边无际的孤寂中，他看到他的自我，像旷野中迷途的小鸟似的，不住地哀鸣。他需要找到那双神秘的眼睛，找到那个神秘的"你"。

后来在劳累的工作之余，他也颇喜欢品读中国历史上

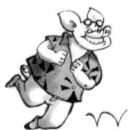

的佛学故事。其中最伟大的佛学故事，当属四大文学名著之一的《西游记》。小时候他仅仅是把《西游记》当小人书看，一个偶然的机会，他忽然发现其中竟然大有深意。现在，他把唐僧看成中国的泰戈尔，也把泰戈尔看成印度的唐僧。在他看来，唐僧与泰戈尔虽然走在两条不同形式的道路上，但他们都是真理的探索者和传颂者。与真理同在的人，当然也会与永恒同在。

龙小毅对龙小乐的戏言越来越趋向于深信不疑。他相信，在《西游记》里长生不老的那个唐僧，的确有可能活在人世间。他决定改变计划，在出国留学之前，先去寻找唐僧。他认为，既然唐僧已经走过那条道路，那么唐僧毫无疑问就是那条道路的知情者。他要去访问唐僧，请求唐僧做自己的导师。他希望自己能够在唐僧的指导下，走上辉煌的成功之路。

当龙小毅宣布自己的这项决定时，所有人都吃了一惊，顿时陷入静默之中。

还是龙小强心直口快，责怪龙小乐说："看看你，总是喜欢胡说八道。别人也就罢了，偏偏碰上龙小毅这个书呆子，不被你害死才怪！"

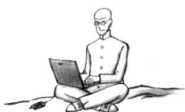

龙小乐只好慌忙向龙小毅道歉，承认自己瞎说，请求他千万不要当真，免得耽误了自己的前程。

　　龙小毅却哑然失笑道："你那里是言者无心，我这里是听者有意。你们想啊，当年唐僧向西天取经，历经千辛万苦，而今我向唐僧取经，岂不省却许多工夫？我终于明白了，这么多年来我要找的就是唐僧。我相信，在唐僧的眼睛里能够找到属于我的道路和天空。"

　　龙小强、龙小乐和龙小默听得面面相觑，不知道如何吱声。

读书笔记：_____

_____

_____

_____

_____

_____

_____

_____

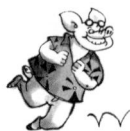

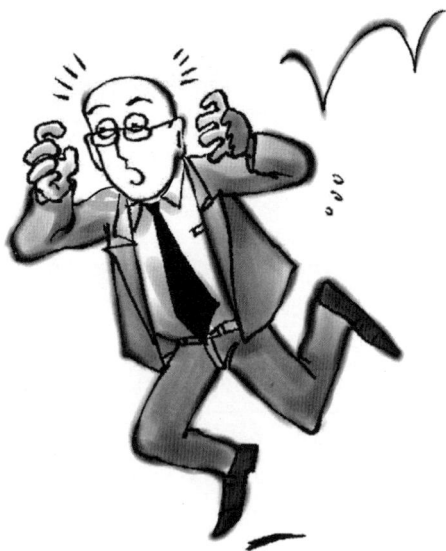

焦虑时代的传奇故事

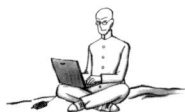

5

　　龙小毅随即查找了许多资料，最终确信唐僧就住在那座云雾缭绕的大山里面。他站在山脚下，远眺山中的景色，想起中国文化史上一系列的神仙故事。原来，以人生的境界而论，住在山顶上的就是仙人，住在山谷里的就是俗人；在仙人与俗人之间，是一段山上与山下的距离。现在，他也要去攀登那座大山，把它踩在脚下，去成就自己的辉煌人生。

　　沉思再三之后，他毅然向公司递交了自己的辞职报告。他以为他会遭到公司管理层的责难，没想到老板对他的离去并不那么在意，只是做一些客套性的挽留，便批准了他的请求。在老板眼里，他并不是一位热爱工作的优秀

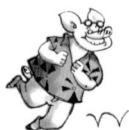

员工，尽管他已经为公司服务多年。

　　他很有些自惭形秽。但他很快为自己辩解说，世界上还有热爱工作的优秀员工吗？也许有吧，但一定珍稀得像传说中的凤凰。在这个焦虑的时代，人们总是觉得自己付出的太多，得到的太少，怎么可能毫不计较地热爱工作呢？当他走出公司的大门时，他感觉到的并不是如释重负的轻松，而是一种莫名其妙的怅然若失。

　　回到家里，龙小毅开始准备行囊。接着好几个夜晚，他都在失眠，像烤鱼似的在床上翻来覆去。就像他从前那样，每次接受新的工作任务时，都会出现失眠、肌肉紧张、腹泻的症状。出发的那天早晨，阳光明媚，空气清新，但他的状态并不好。他打着哈欠，背着行囊，沿着河水逆流而上，疲惫不堪地开始了他的旅程。

　　河岸在蜿蜒中向上行进，河水也逐渐从浑浊变得清泠。龙小毅想："这条河应该是从大山的泉水中发源的吧？如果我记得不错，自古就好像有'在山泉水清，出山泉水浊'的诗句，不知道在那高耸而幽深的大山里头，泉水会清澈成什么样子呢？也许就在那里，我能够找到人生最初的本源。"

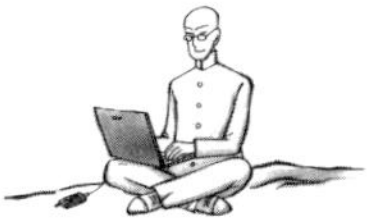

📖读书笔记：_____

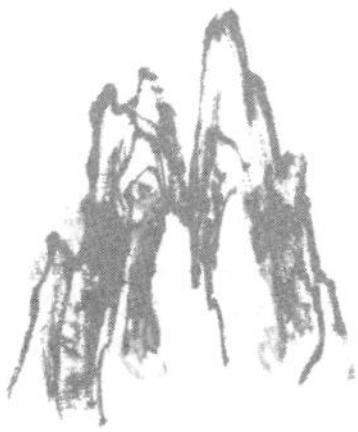

_____

_____

_____

_____

_____

_____

_____

_____

_____

_____

_____

_____

_____

_____

_____

_____

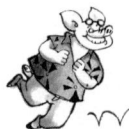

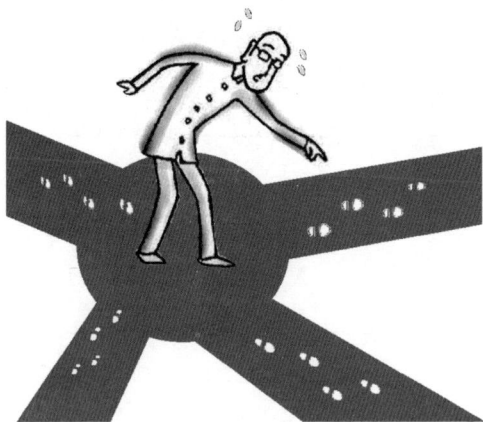

焦虑时代的传奇故事

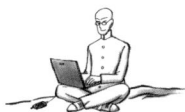

6

　　在思绪纷飞之中，前路进入了一片丛林。龙小毅的心里，忽然又莫名其妙地出现了焦虑症的状况。他的心跳得很快，他的肌肉和胳膊颤抖得厉害，他浑身都是虚汗。他不知道自己会遭遇什么，并为此感到恐惧。丛林里会有野兽吗？会有蛇吗？一想到阴险毒辣的蛇，他就毛骨悚然。他想逃避，但脚步有些不听使唤。他极力控制着自己，终于有惊无险地走出了那片丛林。紧接着，他又进入了一片沼泽地。焦虑症再一次莫名其妙地发作了。

　　从精神分析学来看，龙小毅的焦虑症也叫恐慌症，或者惊恐障碍。与龙小默的抑郁症相比对，恐慌症是一种更典型的焦虑症。其临床表现为：①焦虑、恐慌和紧张，倾

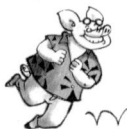

向于负面的思考方式，总感觉最坏的事就要发生，因而提心吊胆、心烦意乱、惴惴不安；②对于不熟悉的环境或事件，容易出现惊恐反应；③常常伴有睡眠障碍和植物神经功能紊乱症状，如入睡困难、做噩梦、易惊醒、面色苍白或潮红、胸部有压迫感或窒息感等；④严重时甚至会产生死在眉睫、马上就要虚脱昏倒或世界末日的幻觉。

龙小毅在泥泞里深一脚浅一脚地跋涉着。他的腿肚子上爬满了蚂蟥，令他惊慌失措。太阳光在他头顶上白旺旺地照着，使他产生一种天旋地转的晕厥感。他在想："我会倒在这里吗？我会死吗？我为什么要走这条路？也许我应该走另外一条路，在那条路上，也许我的遭遇会少一些。天哪，我为什么要去寻找唐僧？我的资料准确吗？我真的能够找到唐僧吗？"他很有些后悔，想要退却，但又不愿意放弃。他大口大口地喘着气，以莫大的毅力坚持着，就像他从前陷在工作的困境中那样。

他不知道自己是怎么爬上岸的。苦难宣告暂停，他可以歇会儿了。他带着浑身的泥浆躺倒在草地上，试图让自己的呼吸变得平缓些。

他看着苍茫的天空，心想："带着腐臭味的草地是多

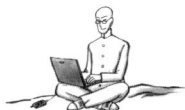

么丑恶啊，而天上的白云彩虹却是那样优美。为什么我的苦难总是这样深重，而幸福却总是像白云彩虹那样遥不可及呢？"接着，他又开始厌恶自己。他觉得自己简直一无是处，既不像龙小强那样坚强，也不像龙小乐那样乐观，甚至也不像龙小默那样沉稳。

他深深地怀念着从前的团队伙伴。他在想，要是他们都在该多好！龙小强会给他信心，龙小乐会给他热情，而龙小默则会给他不可思议的镇定。多么温和善良的老好人啊，他怎么会得抑郁症呢？

可怜的龙小毅不知道，他的朋友们事实上也沉陷在深深的焦虑之中。"拼命三郎"龙小强患有强迫性神经症，他总是怀疑自己会失控或者行为不当，因此会强迫他自己和他的部属严格遵守某种秩序或者是职场规定动作。龙小乐患有特定对象恐惧症，对于高空、深水、爬行动物，甚至女人的某种神态，都会产生惊悚和恐惧感。龙小默是大家公认的老好人，而今在家休养，竟然患上了社交恐怖症，害怕被别人议论，不敢接触陌生人，一天到晚只知道用酒精麻醉自己。朋友们在一起聊天，聊来聊去，说到最敬佩的人还是龙小毅，说他知识渊博，总是有办法解决人生的诸多难题。

　　然则无论人们怎么焦虑，命运却总是那样幽默，一会儿是"山重水复疑无路"，一会儿又是"柳暗花明又一村"。人生的转机往往就存在于这些戏剧性的变化之中。

读书笔记：＿＿＿＿＿＿＿＿＿＿＿＿＿＿＿＿＿＿＿＿

＿＿＿＿＿＿＿＿＿＿＿＿＿＿＿＿＿＿＿＿＿＿＿＿＿＿＿＿

＿＿＿＿＿＿＿＿＿＿＿＿＿＿＿＿＿＿＿＿＿＿＿＿＿＿＿＿

＿＿＿＿＿＿＿＿＿＿＿＿＿＿＿＿＿＿＿＿＿＿＿＿＿＿＿＿

＿＿＿＿＿＿＿＿＿＿＿＿＿＿＿＿＿＿＿＿＿＿＿＿＿＿＿＿

＿＿＿＿＿＿＿＿＿＿＿＿＿＿＿＿＿＿＿＿＿＿＿＿＿＿＿＿

＿＿＿＿＿＿＿＿＿＿＿＿＿＿＿＿＿＿＿＿＿＿＿＿＿＿＿＿

＿＿＿＿＿＿＿＿＿＿＿＿＿＿＿＿＿＿＿＿＿＿＿＿＿＿＿＿

＿＿＿＿＿＿＿＿＿＿＿＿＿＿＿＿＿＿＿＿＿＿＿＿＿＿＿＿

＿＿＿＿＿＿＿＿＿＿＿＿＿＿＿＿＿＿＿＿＿＿＿＿＿＿＿＿

＿＿＿＿＿＿＿＿＿＿＿＿＿＿＿＿＿＿＿＿＿＿＿＿＿＿＿＿

＿＿＿＿＿＿＿＿＿＿＿＿＿＿＿＿＿＿＿＿＿＿＿＿＿＿＿＿

焦虑时代的传奇故事

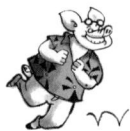

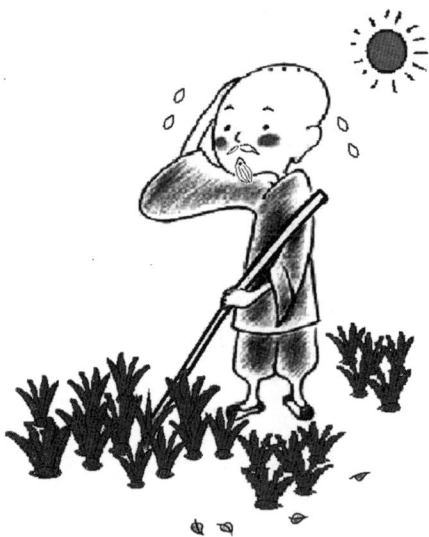

焦虑时代的传奇故事

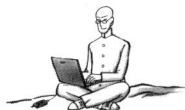

7

　　龙小毅是在一排柳树下看到那位老和尚的。

　　柳树的下面是池塘，碧绿的丝绦与清澈的池塘交相映现，煞是好看。龙小毅触景生情，便又想起古代的一首哲理诗来。诗云："半亩方塘一鉴开，天光云影共徘徊。问渠哪得清如许？为有源头活水来。"原来这里就是源头，源源不断的泉水淙淙地流入池塘，在这里做一个短暂的停留，然后从东面的豁口溢了出去，流向山下的沟壑，与其他的溪水汇聚在一起，形成了那一道雄浑的河流。

　　老和尚在柳树背面的坡地里劳作。龙小毅几乎认不出他是一个和尚。他没有穿着华丽的锦澜袈裟，而是一身朴素的农民装束。他手上拿的也不是佛珠，而是锄头。他的

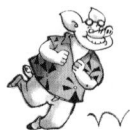

脸上写着的不是清闲，而是从汗水涔涔中透出干劲来的容光焕发。龙小毅在从前的假日旅游中也曾到过许多寺庙，那些游手好闲的和尚跟眼前这位老和尚的差别太大了。

老和尚听龙小毅如此说，便笑逐颜开地乐了，回答道："幸好我还有一颗光头，否则你还认不出我是和尚，对吧？可是，难道穿着袈裟、捻着佛珠就是和尚吗？我以为，真正的和尚是一种本质，而不是外在的形式。"

龙小毅好奇地问："那么，和尚的本质是什么呢？"

老和尚回答道："和尚，和尚，以和为尚。与许多人追名逐利不一样，和尚在乎的是内心的和谐之美。"

龙小毅听了，大为震动。在他的眼前，好像有一扇门突然打开了。那是一扇地狱的门，从那扇门里，他看到了外面的天堂景色。他内心所有的苦闷，也好像浑浊的空气一样，遭遇到第一缕清新的风。

"没错儿！"龙小毅心中在呼喊，"那就是快乐！那就是幸福！"多少年来，他一直都在追求快乐和幸福，直到今天他才意识到，所谓幸福感原来就是内心的和谐之美。

但他接着又问："难道追名逐利有什么不对吗？"

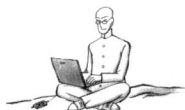

老和尚回答说："从表面上看，人们追名逐利是为了实现人生的快乐和幸福。可是，生活本来就是幸福的。即使是像我这种农民式的生活，也可以是幸福的。那么，人们为什么还要如此急切地追名逐利呢？并不是因为贫穷或者别的缘故，而是因为焦虑。你要知道，焦虑会破坏人们对幸福的质感，从而产生痛苦和不幸的怨叹，开始幻想另一种更好的生活，于是就有了人世间近乎于疯狂的追名逐利。"

　　"您是说，追名逐利其实是一种焦虑的症状，是吗？"

　　老和尚回答说："是啊！焦虑会孳生出人世间所有的忙碌和占有，也会孳生出空虚和惊慌失措。形形色色的人就会孳生出形形色色的焦虑症。"

　　"您说得对啊！"龙小毅感慨地说，"我也总是感到焦虑和痛苦。我到山里来，是想寻找传说中的唐僧，我希望能够从他那里找到我的焦虑解决方案。老人家，您见过唐僧吗？您知道他住在哪里吗？"

　　老和尚再一次笑了起来，然后陷入了静默。他在思考，怎样才能帮助到这位焦虑而又急切的年轻人。

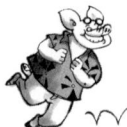

"小伙子，"老和尚语重心长地说，"在这个浮躁的年代，你愿意离开山脚下繁华的都市，到荒僻的山野来寻找唐僧，说明你的生命里是有慧根的，可喜可贺啊！但是，想要找到唐僧可不是一件容易的事哩！像你这样张大眼睛是找不到他的。你要通过另外一条路径去找。"

　　龙小毅连忙躬身请教说："好啊！老人家，请您告诉我，那条路径在哪儿？我应该怎么做，才能找到那条路径呢？"

　　老和尚挂着锄头，指着不远处的柳树说："看见池塘边的七棵柳树了吗？你到那边去，选择其中的一棵。请注意，一旦做出选择，就再也不要改变主意。你要认定那棵树，在它的下面坐下来，然后闭上你的眼睛，从你的心路去寻找。无论你身边如何风吹草动、鸟叫虫鸣，你都要保持沉默和稳定，直到你全然地踏上你的心路旅程。最终，你会听到一种神秘的脚步，嗅到一种神秘的气息，那就是你要寻找的唐僧。到那时，只要你一睁开眼，就能在池塘的倒影中看到唐僧的模样。"

焦虑时代的传奇故事

我在路上遇到唐僧

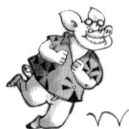

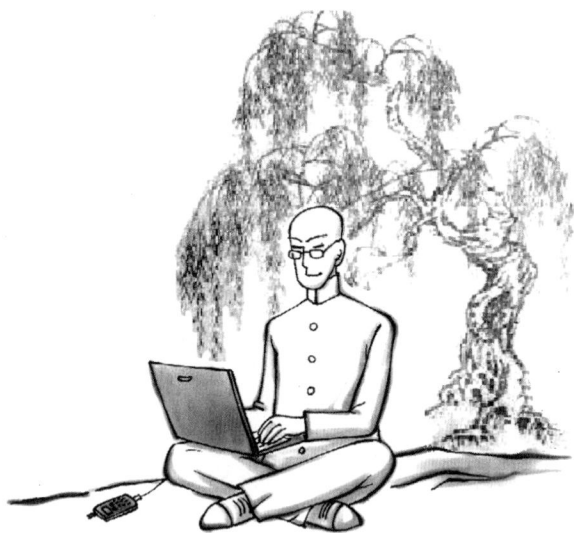

焦虑时代的传奇故事

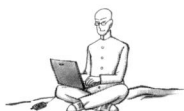

8

龙小毅向着池塘走去。他看着七棵柳树，一棵一棵地打量。第一棵树下面有坑洞，第二棵树又太矮，第三棵树的枝丫有些伤残，第四棵树的外形也不好看。他在想："当年释迦牟尼是在菩提树下得道成佛的吧？而今我也要挑选一棵最漂亮的柳树。等到有一天我功德圆满，这棵柳树就是成功的见证。"他挑来选去，却始终找不到那棵最漂亮的柳树。他睁大着一双迷茫的眼睛，左看看，右看看，犹豫不决。

老和尚生气了，提着锄头赶了过来，责问他说："年轻人，你究竟在干什么？像你这样满脑子杂念，怎么可能见到唐僧呢？"

龙小毅吓了一跳，因为老和尚的样子实在太威严了。但他是一个固执的人，倔强地辩解说："对于我来说，这

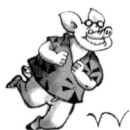

是人生的重要时刻。我需要一棵最漂亮的柳树，就像凤凰需要最美的梧桐树、爱情需要最美的玫瑰花一样。我需要选择，因此我也需要慎重。"

在老和尚眼里，每棵树都是最美的。但他怎么向龙小毅陈述这个事实呢？他很认真地把每棵树都看了一遍，然后指着其中一棵说："我以为，它就是那棵最漂亮的树。"

那棵树上有好几处伤残的枝丫，怎么可能是最漂亮的呢？龙小毅将信将疑地打量着它，去查验它身上美的证据。奇迹发生了，当有了欣赏，便有了美的呈现。龙小毅把它看成柳树中的维纳斯，在碧水清风的背景中，呈现出婆娑而又妙曼的美态。他接受了老和尚的建议，在树下安坐下来，闭上眼睛，试图去探索一个未知的幽冥世界。

张大眼睛只能看到外在的现象，闭上眼睛却能觉察到内在的神秘。当开窍于肉身的眼睛闭合以后，就会从心灵中睁开另一双眼睛。这是龙小毅的心路历程，他正在从外在的现象世界返回他的内心。如果他能够在静观中一路前

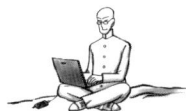

行，就会找到他迷失已久的真理和智慧。

这是唯一的路径。他必须排除现象世界熙熙攘攘的干扰，才能在宁静和专注中走上这条路。但这不是一件容易的事情，现象世界的诸多信息刺激着他，让他思绪纷飞。无数的念头像妖魔一样袭击着他，让他备受困惑和烦恼。

那是一些苍蝇似的妖魔，"嗡嗡嗡"地叫嚣着。当他奋力地甩动脑袋，它们就"嗡嗡嗡"地飞走。当他刚想安静一会儿，它们又"嗡嗡嗡"地卷土重来。他没有办法控制他的欲望、焦虑和身体上各种不舒适的感觉。

那就是他的焦虑症。他似乎一直都在焦虑，当他想睡觉或者想安静地坐一会儿的时候，苍蝇似的焦虑症就出现了。他因为焦虑而失眠，因为焦虑而酗酒，因为焦虑而抽烟，因为焦虑而拼命挣钱，因为焦虑而纵情声色。

自从他被初恋女友抛弃以后，他已经相处过四个女人了，但这个患有焦虑症的男人再也无法相信爱情。他不相信有人会爱上他，但他又强烈地渴望爱。他不断地怀疑，不断地做测试，不断地要求对方翻新爱的证明。如果对方忽然浓情蜜意，他会本能地怀疑对方的动机，

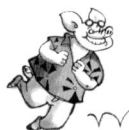

是不是出于什么可耻的目的要讨好他，要不就是做了什么对不起他的事情而良心不安。他总是习惯于把对方置于受伤的处境。

与他的爱情相似，他也会把他的焦虑症带到工作中去。他习惯于独立自主的工作方式，却很难和同事们建立起友好和融洽的团队协作关系。他敏感而又脆弱，犹如乌龟似的探头探脑，一旦有人靠近，就会立即缩回自己的壳中。他有些拙于交际，却倔强地捍卫自己的主张。因为不喜欢职场上复杂的人际关系，他只好把上班理解成一种无可奈何的挣薪水的活计——他的重点在业余的爱好和兴趣上面。有时候他会强迫自己面对焦虑，有时候又会不顾一切地逃避焦虑，而他的业余爱好正是他逃避焦虑的惯用招数。令人惊叹的是，由于一种很孤绝的投入，他把自己的兴趣爱好发展成了近乎于天才的技能。

现在，他走在一条通往自己的道路上。所有的念头，像集群的苍蝇似的飘飞成了纷乱的思绪，各种不健康生活方式造成的还不那么严重的病痛也在折磨着他，让他无法入静。他感到痛苦，他想要放弃，但他觉察到老和尚威严的目光，只好强忍着不敢动弹。

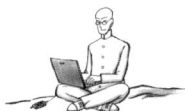

他并没有睁开眼睛，但他看到了老和尚周身的光晕。他听见老和尚在跟他说话，不是用嘴，而是用心在跟他说话。龙小毅想，这大约就是传说中传音入密①的绝世功夫吧？这位貌不惊人的老和尚可真是绝世的高人啊！

"把你想象成一棵柳树。让清风像吹拂枝条一样吹拂你的脸庞和头发。但是你的心，必须像树桩一样安住。"

于是，龙小毅的自我形象逐渐幻化成了那棵枝丫伤残的柳树。他受过伤，但依然生机勃勃。他感觉有一股力量来自他的根部，他的意识流随着枝条的摇摆逐渐下沉，像溯水而游的鱼儿那样奋力靠近那股力量的源头。

"无论是怎样的欲念，无论是怎样的痛楚，保持沉默，不要动摇，让你的心像树桩一样安住。无论是怎样的欲念，无论是怎样的痛楚，都会像风云似的消退，只要你的心像树桩一样安住。"

他的意识流继续下沉。他的自我形象聚焦在他的树桩

---

① 中国武侠小说描述的一种神奇功夫，有这种功夫的武林高手能够使他的话让在场某一个或某几个特定的人听到，其他人却浑然无知。

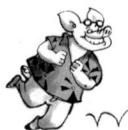

上。依然有风吹过。他感觉天色渐次地黑了，外在的世界也渐次地消失在黑夜之中。连老和尚也看不清了，他听见老和尚的气息，越来越弱，越来越弱。他的注意力集中在他的内在，他看见他的心灵像红宝石一样闪耀着晶莹柔润的光。他的注意力越来越集中，他感觉自己正在那无与伦比的柔美之光里融化。

读书笔记：

焦虑时代的传奇故事

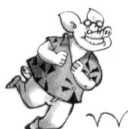

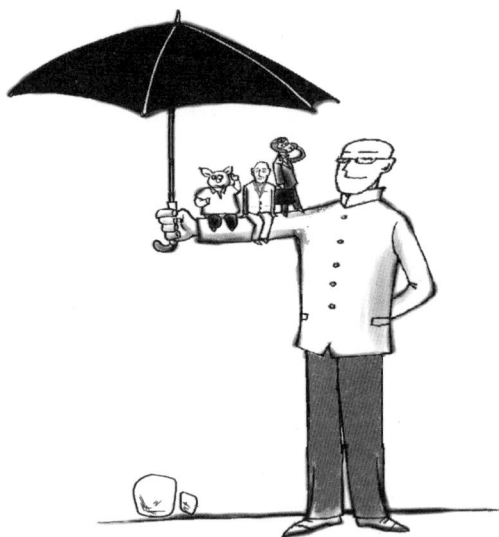

焦虑时代的传奇故事

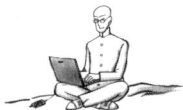

9

许久许久之后，龙小毅醒了过来。他好像睡了一个甜美的觉。他睁开眼睛，发现波光粼粼的水面上出现了一个和尚的镜像，身穿锦澜袈裟，容光焕发。他此时已经知道，那和尚其实就是龙小毅版的唐僧，其实就是他自己。

但他依然感到诧异。他站起来四处张望，看到老和尚还在柳树后面的坡地上劳作。他怀着敬爱的心情走向老和尚。他需要向老和尚求证。

"老人家，我怎么会是唐僧呢？"

"我来问你，"老和尚在地头上坐下来，和蔼地看着他说，"当初到西天取经的是几个人？"

"有两个答案。《大唐西域记》是史书，说是玄奘一

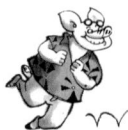

个人。《西游记》是小说，说是唐僧师徒四个人。"

"是一个人，也是四个人，更是每个人。"老和尚一边擦着汗水一边解释说，"历史上是玄奘一个人去西天取经，但在他一个人身上却隐藏着四种人格类型。唐僧师徒四人，恰好是这四种人格类型的象征。事实上，我们每个人都是玄奘，每个人身上都隐藏着四种人格类型，只是有些人倾向于唐僧的审慎和孤僻，有些人倾向于孙悟空的强硬和粗鲁，有些人倾向于猪八戒的热情和花心，有些人则倾向于沙和尚的沉稳和慵懒。"

龙小毅想："照这么说，我确实就是唐僧，而龙小强就是孙悟空、龙小乐就是猪八戒、龙小默就是沙和尚了。可惜当初在一起同事时，我们没能好好珍惜彼此之间的缘分，没能像《西游记》里描述的那样建立起一支互帮互助的取经团队。而今我们四个人天各一方，不知何时才能再聚！"

"我再来问你，"老和尚继续道，"唐僧前往取经的那个西天在哪里？"

龙小毅回答说："据我所知，在古代的天竺。玄奘——也就是唐僧师徒——取经归来之后，将天竺的中文

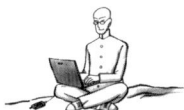

译名更正为印度，沿用至今。"

"你说的是地理上的西天。然则在中国传统文化里面，真正的西天指的是人类的心灵家园。"老和尚解释说，唐僧师徒取经的故事，虽然取材于唐朝的玄奘法师，但在古典文学名著《西游记》里，他们艰苦跋涉的那条路程，却不是地理上的路程，而是一条心路。从这个意义上讲，我们对于人生的每一次思考，都堪称是一次小小的西游。或者我们也可以说，人生就是一部西游，要看谁能够取得真经。

龙小毅问："玄奘法师从天竺取来的经文，难道不是真经吗？"

老和尚微笑着摇头，解释说："玄奘法师历尽千辛万苦取来的经文，虽然颇是珍贵，但对于别人而言，到底只是一些参考资料，而非文学意义上的真经。那么，什么是真经呢？就是人生的答案，它不在外面，而在我们自己的心灵中。也就是说，每个人都应该到自己的心灵中去寻找属于自己的答案。至于别人的答案嘛，可以学习，可以参考，却不可以抄袭或者借用。"老和尚说着，又吟出一首禅诗来，曰："佛在心中莫浪求，灵山只在汝心头。人人

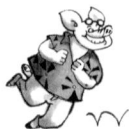

有个灵山塔，应向灵山塔下修。"

　　龙小毅听着，心想："我今日才知，西天的灵山塔并不在古代的天竺，而在我自己的内心。却不知我这小小的方寸之地，怎么可能有那么多山山水水的艰险？古代的圣人们讲，不可以心外求法，原来是这个道理！"他又沉思了很久，抬头向老和尚问道："人生就是一部西游，看谁能够取得真经，却不知真经如何求取？"

　　老和尚回答说："准备好你的问题。有问题才会有答案。要锲而不舍地追问你自己。追问的过程，便是西天取经的过程。最终你就会找到你想要的所有答案，那便是属于你的真经。"

　　📖读书笔记：＿＿＿＿＿＿＿＿＿＿＿＿＿＿＿＿

_____

_____

_____

_____

_____

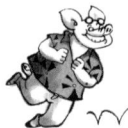

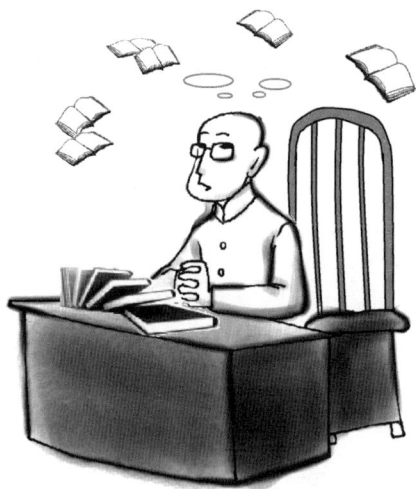

焦虑时代的传奇故事

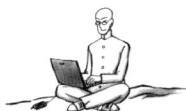

10

　　第二天，龙小毅再一次来到那棵枝丫伤残的柳树下静坐。事实上，他可以在任何一棵柳树下静坐，或者是在任何地方静坐。但是因为焦虑，他只能选择被他验证过的环境和行为模式，并由此成为习惯。

　　他再一次进入他自己。他看到一片混乱的景象。金钱的问题、工作的问题、爱情的问题、房子的问题、健康的问题、前途的问题、地位的问题……许许多多的问题错综复杂地碰撞在一起，就像高速公路上的交通事故一样，造成了连绵几百公里的大拥堵。他明白了，所谓焦虑其实就是思想和心情的混乱。

　　他情不自禁地感叹道："天哪，我为什么会这样焦虑

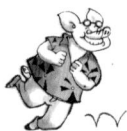

呢？"

老和尚说得对，有问题才会有答案。追寻着问题，他开始了他的求知之旅。这个过程并不舒服，就像唐僧师徒西天取经那样，他要经历许多难以承受的魔障。

关于焦虑的历史，也许应该从婴儿初生的那一刻算起。那时，他刚刚从母亲的体内来到人世，最初的安全感被破坏了，于是就有了惊恐和焦虑，并且产生了第一声啼哭。从这个意义上讲，人生其实就是一场冒险，而焦虑是一种本能的预警机制。

接着，就像一台崭新的计算机似的，我们这个社会开始给他设定程序。他的父母、家人、邻居、老师、同学，媒体发送的新闻报道和娱乐节目，以及整个国家、社会的意识形态，都是决定程序编制工作的影响因素。一系列不幸的经历和错误的价值观，都有可能造成程序的错乱。错乱的程序，必然导致错乱的人生。于是，焦虑的预警反应无处不在，而人生的各种问题也因此变得错综复杂起来。

有些人妄图战胜焦虑，用喝酒、服用药物、忙碌或者娱乐的方式；有些人想逃避它，并因此不敢面对他们的工作、变化中的生活环境和纷繁的人际关系；而更多的人则

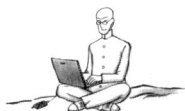

被它所驱赶，东奔西走，坐卧不安，疲于奔命。于是，焦虑症便演变成了我们和自己的一场战争，并且在错误的人生中愈演愈烈，严重时甚至会导致整个生命系统的瘫痪。

正确的解决方案在哪里呢？对于龙小毅而言，这是一个伟大的时刻，他开始理解他的焦虑。理解焦虑的过程，就是理解自己的过程，就是跟自己和解的过程，就是走向释然和快乐的过程。

读书笔记：＿＿＿＿＿＿＿＿＿＿＿＿＿＿

＿＿＿＿＿＿＿＿＿＿＿＿＿＿＿＿＿＿＿＿

＿＿＿＿＿＿＿＿＿＿＿＿＿＿＿＿＿＿＿＿

＿＿＿＿＿＿＿＿＿＿＿＿＿＿＿＿＿＿＿＿

＿＿＿＿＿＿＿＿＿＿＿＿＿＿＿＿＿＿＿＿

＿＿＿＿＿＿＿＿＿＿＿＿＿＿＿＿＿＿＿＿

＿＿＿＿＿＿＿＿＿＿＿＿＿＿＿＿＿＿＿＿

＿＿＿＿＿＿＿＿＿＿＿＿＿＿＿＿＿＿＿＿

＿＿＿＿＿＿＿＿＿＿＿＿＿＿＿＿＿＿＿＿

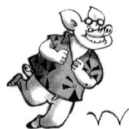

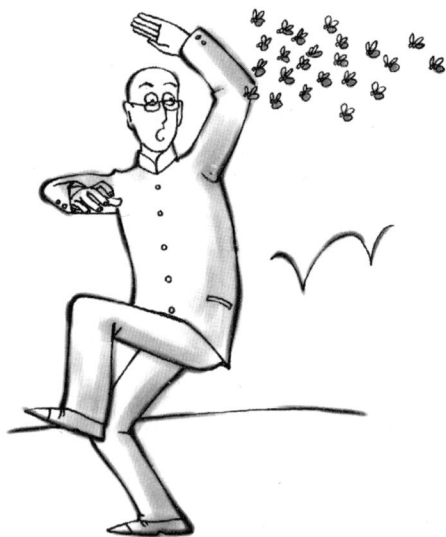

焦虑时代的传奇故事

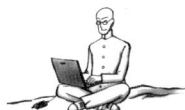

11

那么，作为一种生命本能的预警机制，焦虑是怎么工作的呢?

程序1：感知和预警。当环境发生变化，你的感知系统会立即进入检测状态，并根据自己的价值观和经验来判断是否存在危险，然后发出预警信号。例如，如果你相信人性本恶，那么你就很难与人为善。又例如，如果你曾经被一个黑衣女人伤害过，那么就很可能对所有的黑衣女人都怀有戒心。

程序2：应激反应。当预警信号发作时，生命体会立即产生惊恐不安的紧张反应。例如，由于害怕出错，有些人在上台讲话时会浑身颤抖。又例如，患有特定对象恐惧

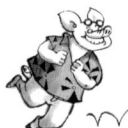

症的人，在面对特定对象时会产生惊恐、眩晕或恶心呕吐症状。

程序3：控制局势。在受到强烈刺激之后，试图通过控制某些事情来控制自己的焦虑。例如，遭遇过性侵犯的女人会反反复复地清洗自己的身体。又例如，过度焦虑的强迫症患者会反反复复地检查自己的工作。

程序4：规避危险。这是程序3的另外一个选项，即因为担心、预知或已经发现危险，便赶紧选择退缩和逃避。例如，有些女人害怕老鼠，一旦听到窸窸窣窣的响动，立时毛骨悚然；当预警信号进一步加大时，她便惊叫起来，落荒而逃。又例如，性格懦弱的老好人会非常在意他的人际关系，生怕自己言语不当惹出麻烦来。

上述程序即是焦虑机制的运行规律。从生命科学的角度上讲，这种机制毫无疑问具有进化的意义。但是，如果你的感知出了问题，就会造成预警程序的紊乱和应激程序的过度反应。如果你无法成功地控制局势或规避危险，那么预警程序还会进一步将危险灾难化，让你的整个生命系统警报大作，乱成一团。

龙小毅正在进入他的生命系统，他的意识流将要穿

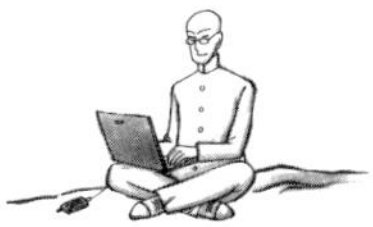

过他的工作、他的爱情、他的金钱、他的人际关系，到达他生命的源头，那个源头就是中国传统文化所说的"人之初"。在这个过程中，他的生命系统将会得到检测和整理，他的焦虑机制将会得到优化或者重建。

📖 读书笔记：_____

_____

_____

_____

_____

_____

_____

_____

_____

_____

_____

_____

_____

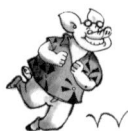

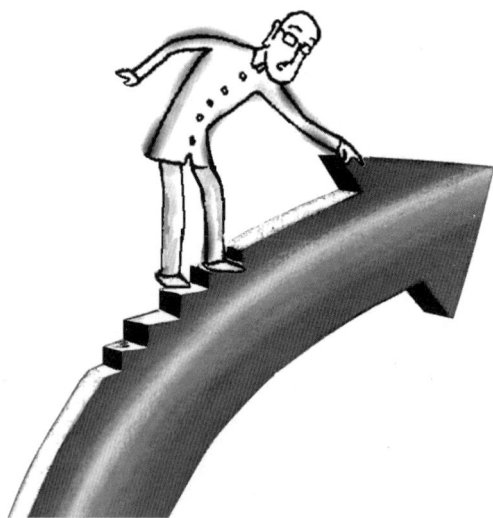

焦虑时代的传奇故事

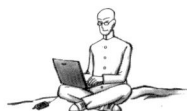

12

需要说明的是，生命的乱象毕竟是历史遗留问题，并不是一次就能搞掂的。其中牵扯到许多事情，需要龙小毅自己来一件一件地整理。整个过程犹如剜心疗毒，比当年关公刮骨疗毒还要痛苦。每一件往事里面都隐藏着许多魔障，一经牵扯，那些魔障就会像苍蝇或者《西游记》里的老鼠精、蜘蛛精、蝎子精似的汹汹而来，让人备受折磨。圣人曰："独善其身。"又曰："吾日三省吾身。"独善其身的过程，其实就是降妖除魔的过程，其中遭遇的种种艰难险阻，是许多人都不愿意面对的。

这是一个痛苦而又充满希望的过程。龙小毅一次一次地进入自己，一次一次地跟自己的心魔决斗。他把自己捆

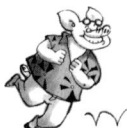

绑在那棵枝丫伤残的柳树上，以莫大的勇气和毅力来革新自己。有时候，老和尚也会带着他到山头上去看风景，他很奇怪地发现，当内在的心灵世界越来越美时，外在的现象世界也变得越来越美。

"你看到什么啦？"老和尚问他。

他深情地俯瞰着山脚下，回答说："我看到我曾经生活过的城市。我看到城市里有许多的路，纵横着交织在一起。我看到路上有许多车辆和行人，匆匆忙忙。"

老和尚笑了，告诉他说："我看到的景象跟你不一样。我只看到一条路。我只看到一个人。"

龙小毅一愣，问道："老人家，您的话听上去好像非常深奥。有道是，天下熙熙皆为利来，天下攘攘皆为利往。于是便有了千万条路，纵横交织在一起，并因此形成了彼此之间的连结与冲突。您怎么只看到一条路呢？"

老和尚笑着回答说："年轻人啊，你再一次被外在的现象世界迷惑了。你要把注意力收回来，放到自己身上来。无论外在的世界上有多少条路，但你的脚下永远只有一条路。你甚至不可能同时占有两条路，你没有办法选择，没有办法后悔，也没有办法逃避。所以我说，脚下只

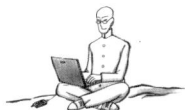

有一条路，那条路就是你的人生；路上只有一个人，那个人就是你自己。看着你自己，看着你脚下的这条路，无论它穿越过怎样的山水和险隘，也无论它怎样狭窄、泥泞、曲折，你都必须无条件地接受它。只有接受，才能理解。只有理解，才有答案。"

龙小毅还是有些不明白，说："您说脚下只有一条路，我好像懂了。但若说路上只有一个人，却岂非虚妄？那一路上红尘滚滚，人潮何其汹涌，您怎么只看到一个人呢？"

老和尚回答说："在你的人生道路上，当然只有你一个人。至于说到人潮汹涌，那是一个人与许多人之间的关系问题。你刚才说到一个词——连结。从外在来看，一个人与许多人之间存在着利益的连结，但若从本质上讲，却是生命与生命的连结。你必须处理好一个人与许多人的连结方式——你若是依赖他们，被他们迷失，那么你的人生就会是一场错乱而又荒谬的悲剧；但若是你学会了独立思考，你就会懂得如何做对自己，你也会懂得如何与他们友好相处。事实上，他们就是你生命中的一部分；当你不存在的时候，他们也会从你的世界里消失。无论他们对你做过什么，你都要学会爱他们，因为爱他们就等于爱你自己。而人际关系的和谐之美，其实也就是你的生命之美。"

读书笔记：_____

_____

_____

_____

_____

_____

_____

_____

_____

_____

_____

_____

焦虑时代的传奇故事

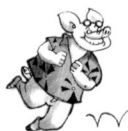

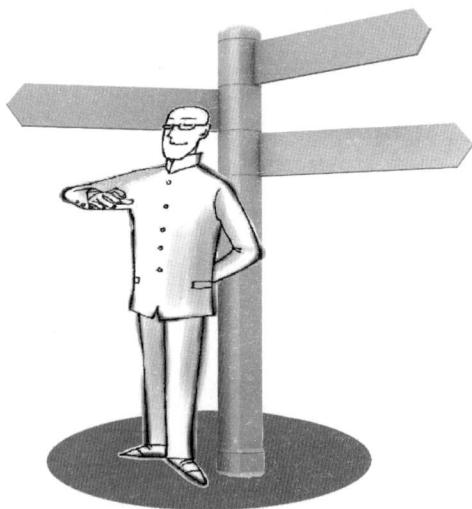

焦虑时代的传奇故事

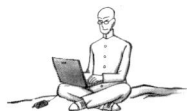

13

　　人生只有一条路。这就意味着，我们只能做对自己，别无选择。但问题是，有谁愿意做错自己呢？

　　龙小毅想了很久，他发现所谓对与错，其实是人们对于利益的考量。在人生每一刻所涉入的活动里面，都有一种信念在起作用："做这件事对我，或某人，或某些人是有利的。"譬如，某个人殚思竭虑地追求财富，宁愿牺牲一切来获得它，那么很显然，那就是他想要的利益。某个人因为对他的女友不满而生气，他认为生气是应该的，他认为应该继续生气直到迫使女友回心转意。一对经常吵架的夫妻会继续他们的婚姻，是因为他们在反复权衡，觉得维护一个破裂的家庭是更明智的选择。即使是抢劫犯、小

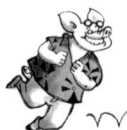

偷，或者是出卖肉体的妓女，也往往认为他们的所作所为对自己有利。即使是一个企图自杀的人，也会认为自己在做一个更有利的选择，否则他不会拿自己的生命开玩笑。

每个人都会认为自己做得对，并且会为此提供诸多合理性解释。然而人生之所以痛苦，恰好就是因为我们做错了自己。我们在自作聪明地追逐眼前的利益，可我们并不懂得爱自己和爱别人，并因此陷入莫名其妙的焦虑之中。这就说明，我们对于利益的考量可能不够妥当。

我们需要重新检测自己的知识，因为知识决定了我们的价值观。我们需要问自己："我真的需要那些利益吗？为了获得那些利益，我究竟需要付出多少代价？我真的值得为此付出吗？是谁告诉我需要那些利益，那些利益可能对他有用，但对我有用吗？"或者说："那些利益从前对我有用，但现在呢？"我们通常都不会这样问自己，因为我们每个人都活在自己的知识里，并因此而自以为是。而恰好就在此处，决定了明智与愚蠢的区别。

龙小毅正在检测他的知识。他的意识流正在穿过他的工作、他的爱情、他的金钱、他的人际关系，最终到达了他的生命源头。"人之初，性本善。"最初的生命天真无

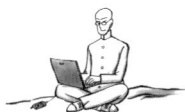

邪，并没有什么问题。随着龙小毅开始咿呀学语，他开始了他的学习之旅。父母教给了他很多好的知识，也教给他一些看起来有用但未必好的知识。老师们教给了他很多好的知识，也教给他一些看起来有用但未必好的知识。整个社会都在向他散布着各种各样的繁杂的信息，天真无邪的生命体就像计算机感染了病毒一样开始变得错乱和脆弱，而承担病毒警报任务的焦虑机制，也因此呈现出疯言疯语的精神病症状。

很少有人能够像龙小毅这样反思自己。这是对自我的挑战，需要莫大的勇气。多年来，我们一直都在用包装和合理化的描述美化我们的自我形象，为了掩盖和保护我们内在的脆弱。试想一下，倘若苦心经营多年的自我形象被全部摧毁，暴露出丑陋的真相，我们又将情何以堪？

现在的问题是，如果我们做错了，那么正确的答案在哪里？生命的神奇之处在于，只要我们学会谦虚，承认自己无知，然后全然地观照自己的内心，生命就会从错乱中解脱出来，呈现出最初的纯洁和完整。这种现象，便是中国传统文化所说的返璞归真。

相对于经济学中那些支离破碎的实用主义知识，我们

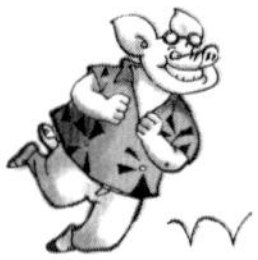

需要的正是这套完整的知识系统，能够顾全我们对于利益妥当性的考量，以避免我们左支右绌，顾此失彼。孔子曰"吾道一以贯之"，即是这种知识系统的范例。

读书笔记：_____

_____

_____

_____

_____

_____

_____

_____

_____

_____

_____

_____

焦虑时代的传奇故事

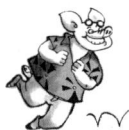

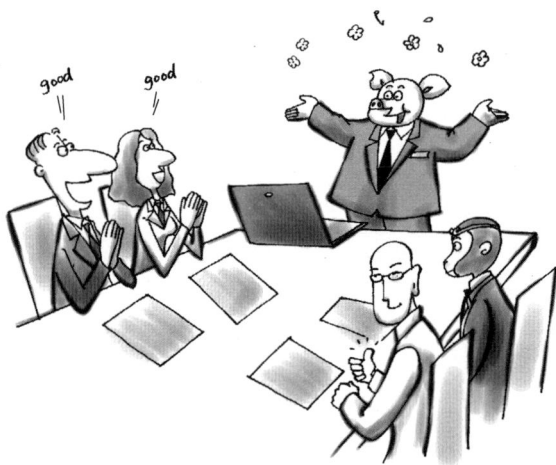

焦虑时代的传奇故事

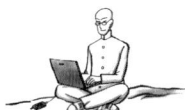

14

龙小毅终于明白了：快乐的人生，要从做对自己开始。事实上，我们每个人都需要这样的感悟——无论外在的社会生活出现任何变化，我们都需要做对自己——这是我们对自己的责任。

假如我们在生活中遇到麻烦，真正的问题其实不在外面，而是我们自己。我们没有理由因为外在的阴晴圆缺，任由自己忽悲忽喜，而放弃对自己的责任。事实上，无论阴晴圆缺，都有着各自不同的美。

唯一的问题是我们的知识，以及因为知识而派生的心念。我们已经接受了太多的复杂而又支离破碎的知识，我们会怀着复杂的心念与这个世界相处。当两个复杂的人相

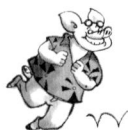

处在一起时，彼此之间就会互相利用，或者互相戒备。即使两个恋人相处在一起，也是互相需求，互相利用，彼此不满。我们在学习怎样利用自己和别人，怎样利用最小的成本获取最大化的利益，这样就进一步加剧了内在与外在之间以及人与我之间的冲突，也进一步加剧了人生的麻烦和痛苦。

假如我们在工作中遇到麻烦，真正的问题是我们的知识。并不是老板、同事或工作上的难题在困扰我们，是我们的知识给我们造成了困扰。但如果我们知道真正的答案，我们就会懂得怎样做正确的事，以及怎样正确地做事。我们将能够明智地听从自己，而不至于屈服于外在的压力和诱惑。只有这样，我们才能够做对自己，并且有可能帮助别人做对。

责任不在老板那里，不在同事那里，也不是工作的问题，是我们自己的问题。没有什么外在的问题，有的只是我们自己的知识和心念。那些纷繁杂乱的心念困扰着我们，就像一位深受宠爱的坏女人，让我们焦虑，让我们烦躁，让我们愤怒。我们所拥有的知识总是在唆使我们，让我们自以为是地跟外在的世界发生冲突和混战。

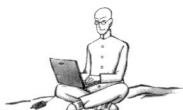

呵，还有金钱——在这个世俗的经济学社会，它总是让我们备受诱惑和折磨。整个城市都在为了金钱而狂热地忙碌着，人们以为只有赚取了足够的金钱才能购买到人生的幸福，几乎所有的工作者都演变成了赚钱的机器，并因此形成了一个工作狂的社会。与此同时，在有钱人的阶层里，生活已经极尽奢华，却依然有很多人发现他们的内在里面存在着一种莫名其妙的麻烦和痛苦。有很多人在赞美金钱，也有很多人在诅咒金钱，然则金钱何过之有？

工作没有问题，金钱也没有问题，有问题的是我们人类自己。是我们自己唯利是图，伤害了当下与未来的关系。是我们自己不惜牺牲生命本有的喜悦，去博取功利的需求。是我们自己贪婪成性，总是在期待明天，总是在期待更大的目标财富，并因此产生了预期焦虑症和目标颤抖①。贪婪的脑袋，甚至让我们把爱情都异化成了金钱的交换价值。

焦虑的生命在呼唤着爱的回归。只有回到当下，才能

———————

①因为过于关注目标，致使重心外移而产生的心理紧张和肌体颤抖。例如：太想写好字的手会颤抖，太想踢进球的脚会颤抖，太想赢得棋局的脑会颤抖。

让重心回到我们的生命中来，才能真正地观照生命、理解生命，才能解决生命在当下存在的种种问题，建立起与幸福相匹配的利益妥当性标准。

📖 读书笔记：＿＿＿＿＿＿＿＿＿＿＿＿＿＿＿＿＿＿＿＿

＿＿＿＿＿＿＿＿＿＿＿＿＿＿＿＿＿＿＿＿＿＿＿＿＿＿＿＿

＿＿＿＿＿＿＿＿＿＿＿＿＿＿＿＿＿＿＿＿＿＿＿＿＿＿＿＿

＿＿＿＿＿＿＿＿＿＿＿＿＿＿＿＿＿＿＿＿＿＿＿＿＿＿＿＿

＿＿＿＿＿＿＿＿＿＿＿＿＿＿＿＿＿＿＿＿＿＿＿＿＿＿＿＿

＿＿＿＿＿＿＿＿＿＿＿＿＿＿＿＿＿＿＿＿＿＿＿＿＿＿＿＿

＿＿＿＿＿＿＿＿＿＿＿＿＿＿＿＿＿＿＿＿＿＿＿＿＿＿＿＿

＿＿＿＿＿＿＿＿＿＿＿＿＿＿＿＿＿＿＿＿＿＿＿＿＿＿＿＿

＿＿＿＿＿＿＿＿＿＿＿＿＿＿＿＿＿＿＿＿＿＿＿＿＿＿＿＿

＿＿＿＿＿＿＿＿＿＿＿＿＿＿＿＿＿＿＿＿＿＿＿＿＿＿＿＿

＿＿＿＿＿＿＿＿＿＿＿＿＿＿＿＿＿＿＿＿＿＿＿＿＿＿＿＿

＿＿＿＿＿＿＿＿＿＿＿＿＿＿＿＿＿＿＿＿＿＿＿＿＿＿＿＿

＿＿＿＿＿＿＿＿＿＿＿＿＿＿＿＿＿＿＿＿＿＿＿＿＿＿＿＿

焦虑时代的传奇故事

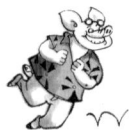

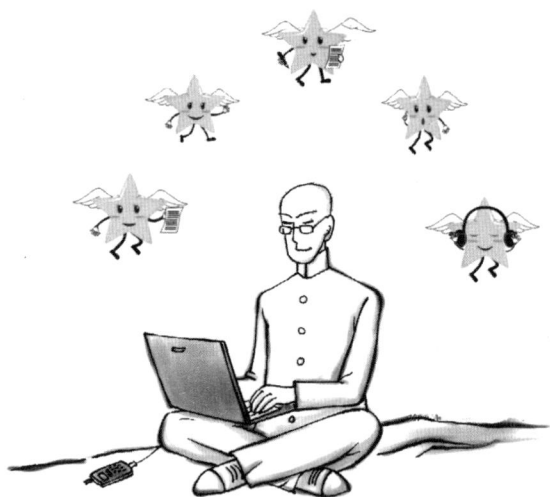

焦虑时代的传奇故事

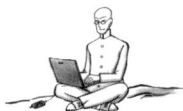

15

　　龙小毅已经深深地理解了焦虑。迎风摇摆的柳树是不焦虑的。烂漫无边的山花是不焦虑的。辛勤耕耘的老和尚是不焦虑的。像老和尚一样，住在山村里的农民们也是不焦虑的。农民们对自己的工作有着很朴素的理解，春播，夏长，秋收，冬藏，一切道法自然，有什么好焦虑的？只有他这个从都市来的陌生人，曾经那样纠结地活在对未来的狂想和焦虑之中。

　　是啊，为什么焦虑呢？因为发生了错误的选择。我们的注意力不在当下的人生，而是倾向于未来的利益。这种对利益的需求有一个魔鬼似的名字，叫做欲望。欲望在时，焦虑就在。若是我们的知识无法对欲望做出正确的处

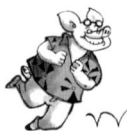

理，那么焦虑的警报声就只好继续鸣叫，直到声嘶力竭。

欲望在时，焦虑就在。例如，你想要成为一个名人，机会就在眼前，这时焦虑就出现了。你想要占有一位美女，但她有可能离开你，这时焦虑就出现了。你想要投资一只股票，但它有可能跌，这时焦虑就出现了。当我们把注意力集中在利益上面，我们的人生就会失重，这时焦虑就出现了。

农民们都知道，禾苗的重心在它的生命里，它唯一的任务就是成长——它的生命力越旺盛，就越有可能结出丰硕的稻穗。但是，如果我们的重心在稻穗上，我们就会做出拔苗助长的傻事。这就是我们的问题，当我们把重心放在功利上面，我们就会犯浑。我们要改变的是那个重心，让它回到我们的生命中来，我们的生活将会因此而变得沉稳和从容。

已经很少有人能够理解农民的幸福生活。即使是农民们的后代，也因为对财富的向往，一拨一拨地离开了家乡，来到高强度作业的车间和工地。他们之中有的已经成了新都市人，有的成了大老板，更多的人则在为了生存而苦苦挣扎。当他们回望家乡时，却再也无法理解山村的静

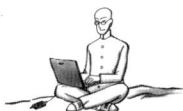

谧与幸福。他们只看到简陋的屋舍和粗糙的农家饭，却看不到山野间郁郁葱葱的生机。

龙小毅已经爱上了这个美丽的地方。他白天跟着老和尚一起干活，在水田里插秧或者在菜地里除草，虽然头上有骄阳暴晒、腿上有蚂蟥叮咬，但只要他沉浸在自己的生命里，他就能有一种无与伦比的快乐在身体里流动。到了晚上，他就听老和尚讲故事。

其实都是一些耳熟能详的民间故事，但老和尚却能讲出更幽微的奥秘来。例如《牛郎织女》和《天仙配》，老和尚就能讲出最初的原版。龙小毅感叹说："可惜人心不古，当今我们这个时代，恐怕再也找不到织女和七仙女这样的好女人了。"老和尚回答说："你若能像唐僧那样取得真经，在佛门则为圣僧，在俗世则为圣人。纵使像牛郎和董永那样贫寒，只要你能够热爱生活、勇于承担，却自有一种好男人的魅力。你若是好男人，这便是爱情的前因。至于织女和七仙女，却不过是后果。"龙小毅听得心头震动，深以为然。

原来，老和尚年轻时也曾经过商，也曾有过钱，却终于因为赌博败光了家产。老婆就跟他吵啊，吵啊，吵啊，

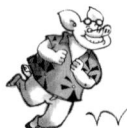

一气之下跟着一个相好的男人跑了。后来他还偷偷地去找过老婆，见她生活得还算幸福，心里感到惭愧，又偷偷地回来了。老和尚回忆往事，脸上浮现出淡淡的苦笑，说："天底下也许没有不吵架的夫妻，但天长地久的爱情却意味着——你知道怎样做对自己，也知道怎样帮助对方做对。幸福的人生，一定是从做对自己开始的。"

老和尚讲故事的时候，天上的群星们好像也在倾听。它们很安静地倾听着，好像还在会心地微笑。从都市喧嚣中走来的龙小毅，何曾见过这样美丽的夜晚！他感到满足而又疲惫，打着呵欠感叹说："我终于知道，从前处心积虑地追求成功是多么愚蠢啊！可是在这里，有如画的山水，有如梦的星辰，还有您娓娓道来的故事，多么惬意的生活啊，我真想在这里住上一辈子！"

老和尚也笑了，说："今晚的景色确实很美，但你不能躲在这里逃避你的生活。明天太阳还会升起，你还得回去，还得回到属于你自己的生活中去。而且，我并不主张你放弃对成功的追求——错过了人生的所谓成功是荒唐可笑的，但如果这种成功与你的人生同在，那么你就能像星星一样活出人生的辉煌。你并不需要改变外在的什么，你

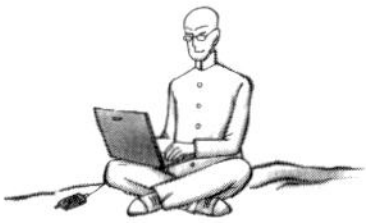

不需要改变你的职位、你的老板、你的同事、你的亲人和
朋友，你只需要改变自己的内在，世界就会相应地得到奇
妙的改变。"

读书笔记：

_____

_____

_____

_____

_____

_____

_____

_____

_____

_____

_____

_____

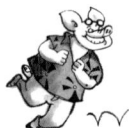

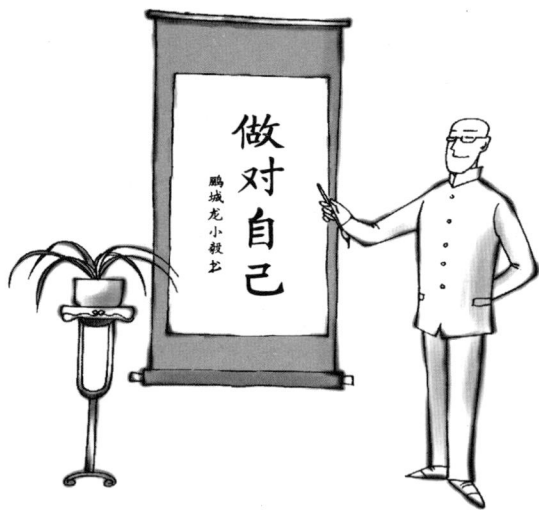

焦虑时代的传奇故事

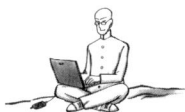

16

    城市依然喧嚣，人们依然忙碌。甚至没有人觉察到龙小毅的离去和归来。当他打电话给朋友们时，几乎每个人都在漫不经心地表示诧异："啊？你真的已经去过了吗？你真的已经找到唐僧了吗？"是啊，在这个焦虑的时代，自顾尚且不暇，哪里顾得上关心别人呢？

    龙小毅已经归来了。这个事实对于别人也许一点都不重要，但对于他自己，却无疑是至关重要的。他需要关注当下，关注事实，而不是想象的某种利益。

    他在最后一次问自己："我真的需要出国留学吗？我真的需要那本证书吗？我真的需要一份更高薪的工作吗？我真的需要过一种幻想的生活吗？"通过这样的思考方

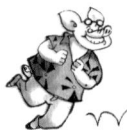

式，他完成了知识结构的检测和更新。给他的人生造成错乱的那些病毒性文件，也因此得到了一次全面的扫描和删除。

唯利是图的价值观，堪称是人世间危害最为剧烈的木马病毒。它让我们的重心远离自己的生命，扑向外面的利益。它让我们看到梦幻一般无限美好而又变化莫测的未来，却让当下陷入了莫名其妙的重重危机。它让我们把人生变成了一场商战，甚至于我们自己的生命，都因此变成了被利用的资源和被虐待的奴隶。

另一种感染力极强的病毒，则是人性本恶的世界观。它让我们的知识变得错乱，并对我们的人生和人际关系产生迷惑与误解。它让我们怀疑真理的存在，陷入了人格分裂的痛苦之中。它让我们相信世界上只有两种人，一种是小人，因其赤身裸体而谓之真小人；另一种也是小人，因其带着面纱而谓之伪君子。它为唯利是图的价值观提供了社会学和经济学的依据，让弱肉强食的强盗理论显得天经地义。它让我们心中残留的善念，像被砍伐的森林和被破坏的植被一样，面临着沙漠化的危险。它让我们在善恶之间内外交困，难以适从。

焦虑时代的传奇故事

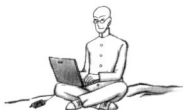

"人性真的本恶吗？"龙小毅在想，"人性若是真的本恶，我该如何接受自己？我的老板、同事和朋友们又该如何看我？我又该如何去接受我的老板、同事和朋友们？还有我的爱情，我值得女人爱吗？我又有什么资格去爱她们？"

　　他开始理解他的老板，也在老板和他的关系之间理解了他的工作。呵，准确地说，那是他从前的老板和从前的工作。但既然他已经回归自己，他便放弃了出国留学的梦想，准备回到他从前的工作中去。

　　从前他是为了工作所象征的利益而出卖了自己，他从心里厌恶自己的奴颜媚骨，工作也因此成了摧残人性的代名词。现在，既然他已经回归自己的生命，工作便已经蜕变为一种成长机制。他的重心已经从薪酬向工作回归。他深深地知道，他需要工作，就像原马①需要奔驰、桃树需要开花、石榴需要结果一样。至于薪酬之于工作，恰似果实之于果树——对于果树来说，成长的重要性显然要优于成果。

---

①原马，赤毛白腹的骏马。原，古体字写作騵。

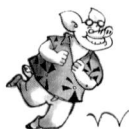

龙小毅怀着对新生活的热爱，跟老板做了一次推心置腹的谈话。老板被他的真诚所感动，同意他返回原来的工作岗位。但他同时提醒老板说，他希望能够拥有一个自由、安静、不被干扰的工作空间，因为他希望能够用自己的方式自动自发地工作，而不是被绩效主义的压力驱赶着工作。老板满腹狐疑地看着他，不知道他究竟要干什么，但还是很好奇地答应了他。

　　做对自己，才能帮助别人做对——老和尚传授的人生法则开始显现出神奇的效果——如果你没有主张，老板就只好驱使你，于是你就面临着被奴役、被压榨的悲惨命运；但如果你有自己的主张，你就知道如何赢得老板的欣赏和支持。事实上，无论老板或者员工，人生的第一原则并不是利益之争，而是每个人都需要成就自己的生命。

　　双方达成的协议迎来了职场上有史以来最具革命性的变化。龙小毅开始进入他想要的工作状态，他变得越来越放松，越来越镇定，越来越有属于他自己的旁若无人的主张和创意。他开始爆发出一种伟大的创造力，而他的工作也因此变得更整合、更艺术化、更优雅。他成了一位大师级的员工，他的作品先后获得多项国际大奖，他以一种创

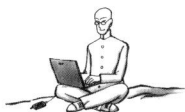

造性的工作，为自己和公司注入了可持续发展的力量。

老板兴高采烈地为他加薪。猎头公司也在注意他。这些外在的利益以更具诱惑力的方式干扰着龙小毅。如果他禁受不住诱惑，他就会再一次远离当下的生命，像流星一样留下最后的辉煌。但如果他能够一如既往地沉浸在他自己的生命里，那么他就能够在心无旁骛的状态中，燃烧出一种太阳似的恒久之光。

闲暇时候，他给从前的女友写了一封很长的情书。他已经知道该怎样做对自己，也在寻找合适的方法帮助对方做对。在这个使用短信和QQ传情的电子时代，他的情书显得那样古怪和情深意切。女友在犹豫了很久之后，终于被他感动，回到了他的身边。尽管他们还是没有属于自己的房子，房价也还在继续高涨，但他们已经在自己的人生中找到了那种神秘的幸福和希望。

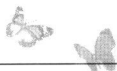读书笔记：＿＿＿＿＿＿＿＿＿＿＿＿＿＿＿＿＿＿＿＿

＿＿＿＿＿＿＿＿＿＿＿＿＿＿＿＿＿＿＿＿＿＿＿＿＿＿＿＿

＿＿＿＿＿＿＿＿＿＿＿＿＿＿＿＿＿＿＿＿＿＿＿＿＿＿＿＿

＿＿＿＿＿＿＿＿＿＿＿＿＿＿＿＿＿＿＿＿＿＿＿＿＿＿＿＿

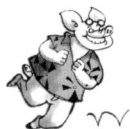

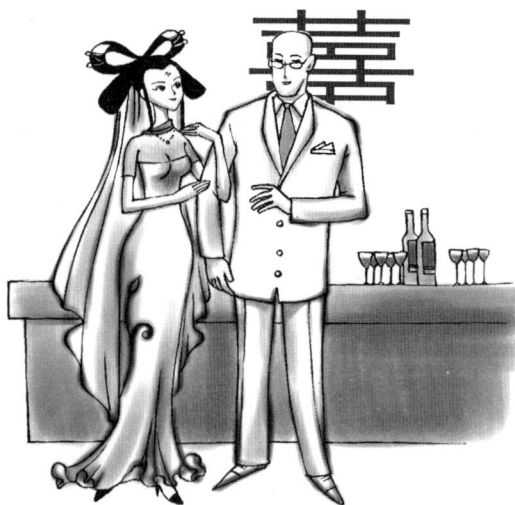

焦虑时代的传奇故事

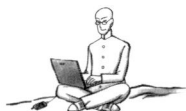

17

    转眼到了年底。这是一个万象更新的季节，龙小毅也迎来了人生的又一个春天。他被老板和同事们评为年度最优秀员工，并且获得了一笔丰厚的奖金。他准备把那笔奖金作为首付，买一套两居室的新房，然后与相恋多年的女友喜结良缘。

    在颁奖晚会上，老板感慨地说："龙小毅不仅以他非凡的创造力成就了自己，同时也给我上了一堂生动的管理课。他让我懂得了中国传统文化中无为而治的真正含义，那就是——要让每一位员工成为最优秀的自己，而不是成为老板想要的机器人。"随后，大家畅所欲言，对公司的管理提出了许多建设性的意见。整个晚会充满了热烈的气

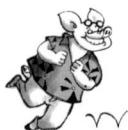

氛，好像春天的百花园里群芳争艳似的喜气洋洋。

龙小毅的爱情也像美丽的花事一样，开放得越来越浓艳，并且很快进入了郁郁葱葱的茂盛期。他和女友把婚礼订在中国农历的七月初七，也就是民间传说中"牛郎织女会佳期"的七夕节。朋友们都赶来看望他们，在对他们的幸福生活表示羡慕的同时，也祝愿他们再接再厉，把幸福的生活繁衍给可爱的下一代。

"你真的变了！"龙小强说，"从前看你总是满脸的焦虑，现在却容光焕发，仿佛天下已经没有了什么烦心事似的。"

"你在电话里说，你真的找到了唐僧。"龙小乐说，"我想问，你的改变跟这件事有关吗？"

龙小毅笑了，然后意味深长地回答说："是啊，我跋山涉水，到处寻找唐僧，结果真的在路上遇到了他。找到唐僧，就意味着我找到了人生的答案。我已经能够很好地处理那些烦心事了，纵然有些焦虑，也很快能够得到妥善的解决。"

朋友们听得惊讶，你看看我，我看看你，都觉得有些不可思议。

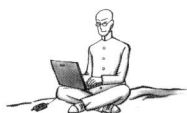

龙小默说："我们都在焦虑哩！是不是我们也应该像你一样，去山上寻找那个唐僧？"

　　龙小毅想了想，回答说："是啊，你们也应该去寻找那个唐僧。但你们也许会遇到孙悟空，比如龙小强，你的强硬作风与孙悟空就颇有相似之处。你们也许会遇到猪八戒，比如龙小乐，你的热情和善变跟猪八戒并没有什么两样。你们也许会遇到沙和尚，比如龙小默，你的温和与耐心简直就是沙和尚的翻版。他们跟唐僧一样，也曾到过西天取经，也曾修得人生正果，若能得到他们的现身说教，那也是你们的大幸。"

　　朋友们都陷入了沉思。不一会儿，龙小乐就叫了起来："你不是已经见过唐僧吗？把你的答案借给我们，不就得了吗？这样，就免得像你那样去跋山涉水，费事！"

　　龙小毅哈哈大笑起来，回答说："这人活着呀，还真得自己去找答案。我是说，每个人都应该去寻找自己的答案。别人的答案嘛，只有参考价值，可不能借用。"

　　龙小强听说，立即催促说："那就快点给我们参考吧！"

　　"你呀，真是个急性子。"龙小毅说，"这就是你的

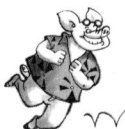

问题——你总是急于行动，总以为在达成一个有价值的目标后，便可以战胜自己的焦虑，赢得人生的幸福。你强调结果，并且强迫自己不断地付出努力，但奇怪的是你似乎永远无法实现一个让自己较长时间满意的结果。每当你到达一个目标之后不久，你的注意力又投向了下一个目标。你的幸福似乎永远在远方，并因此而疲于奔命，焦虑不安。"

"你说得很对。"龙小强说，"我热爱目标。我需要结果。可每一次实现目标，我都只能享受到短暂的快乐，然后又开始了新一轮的目标。你说得很对，我一直都在这样疲于奔命，可是我该怎么办呢？"

龙小毅说："事实上，你不需要多余的忙碌。你要把注意力从目标上收回来，放到当下这个过程中来。你要学会去关注过程，让自己沉浸在过程中。你将会变得很敏锐，并且将会在过程中发现一种很享受的感觉，那就是你要找的幸福。你将会很享受你的工作，而你的工作也将会因为一种特别的意义而变得更有效率。"

"那么，我呢？"龙小乐也在旁边问道。

"你呀！"龙小毅说，"你跟龙小强似乎恰好相反，

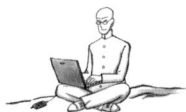

龙小强认为目标即快乐，而你则认为快乐即目标。外在的快乐是不确定的，所以你的目标也总在转移，呈现出一种喜新厌旧和欲望无边的特点。从这些情形来看，龙小强比你稳定、有决心、有成就；你呢，比龙小强活泼、有色彩、有趣味——但事实上，你跟龙小强一样，注意力都在外面的利益上。一旦你的欲望得不到满足，你就会进入一种歇斯底里的焦虑状态。你需要正视你的问题，不要逃避，要正视它，解决它，然后就会有另一种类型的快乐从你的内在油然而生。那是一种不假外求的快乐，是生活中本有的快乐，而人生的意义就在于，我们要活出那种妙不可言的快乐来。"

龙小乐不服气地撅着嘴说："按照你的说法，只有'老好人'龙小默才是符合标准的圣贤人物。他似乎没有什么目标，也没有什么欲望，从容而又淡定。可是，他好像也有焦虑喔！"

龙小毅回头看了看。龙小默安静地坐在那里，面带微笑地注视着每一个人，那正是龙小默最典型的形象特征。龙小毅把手伸过去，拉住他的手，然后说道："我们得要感谢龙小默，同事多年，他始终在用他的友好和耐心承受

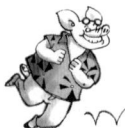

着我们，承受着所有的一切。但我必须告诉他，他的注意力也在外面——如果说龙小强在控制变化、龙小乐在追逐变化，那么龙小默则是在忍受变化——他貌似从容，其实忧心忡忡，总在设法维系他与这个世界的友好关系，以避免变化给自己造成伤害。他付出了极大的耐心，却委屈了自己。我给他的建议是，要把注意力从外面收回来，不要总是为了这个社会而活，要学会为自己而活，要勇敢地做自己。人生的价值，其实不在于别人对我们的评价，而在于我们自己活出了那种对生活的热爱和幸福感。"

龙小默始终面带微笑地倾听着，伴以频频的点头。

善于插科打诨的龙小乐大笑了起来，说："你怎么回事？你给我们每一个人看病，却都开同一种药——你这个药方能包治百病吗？"

龙小毅很认真地说："有道是，苦海无边，回头是岸。每个人都有自己的苦海，但回头是唯一的路径。借用中医的说法，我这个药方可命名为'回头救心丸'。只有回头，才能找到自己原来的位置。在那个位置上，才有真正属于我们自己的人生。"

大家听了他的话，都在沉思。良久，龙小强感叹地

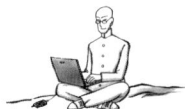

说："谢谢你给我们上了一堂人生课。虽然我们一时还不能全然理解你的意见，但我们必须承认，自打你从山上回来，你确实比以前有学问。你现在就是我们大家的老师，我们要向你学习。什么时候，你带着我们一起去爬山吧？我们也想长学问哩！"

这时，新娘子端着果盘从厨房出来了，一边请大家分享食物，一边打趣说："他呀，自打从山上回来，就摊上了好为人师的毛病，就喜欢给人上课。"

📖读书笔记：_____

_____

_____

_____

_____

_____

_____

_____

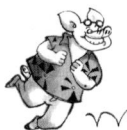

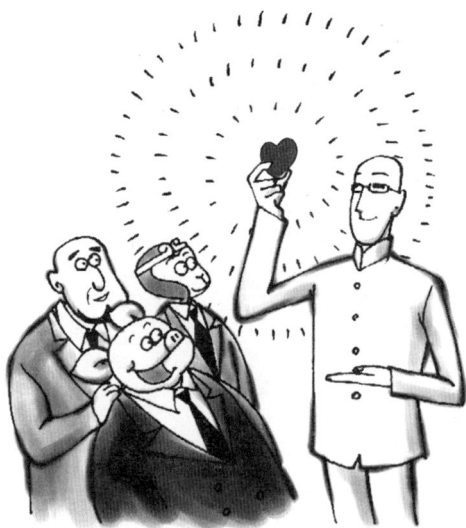

焦虑时代的传奇故事

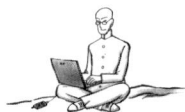

18

多年以后，龙小毅把自己的故事写成了一本书，名曰《我在路上遇到唐僧》。许多读者按照他的描述，也兴致勃勃地开始了他们的登山之旅。他们之中，有些人迷路了，有些人则找到了那一排柳树和柳树下的池塘。但他们中的大多数人似乎没有龙小毅那么幸运，没有找到老和尚，也没有找到更多的有关唐僧的线索。他们开始怀疑龙小毅，说他是个骗子。

龙小毅感到非常难受。每个人都只能通过自己的觉悟找到唐僧，他无法修一条公路，开着客车把大家送到唐僧那里去。即使是他用心创作的这本书，也只是一个参考性的读本。他感到抱歉，因为他再也无法向读者们提供更多

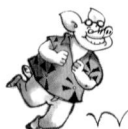

的帮助。

好在他清楚地知道，人生的重点在于做对自己。每当他感到焦虑而心烦意乱时，他就会坐在那里，来一次较长时间的深呼吸。就在呼气的一刹那，他会感觉到自己正在把一种黑暗的情绪丢出去。在几分钟之内，他会很快恢复正常。此时，他已经知道问题出在哪儿，也知道如何去处理它们。于是，低潮的心情消失了，焦虑已不复存在。

是的，他依然会焦虑，但他已经深深地理解了他的焦虑机制。他知道，焦虑机制其实是一个正直的好朋友，帮助他维系着属于他自己的幸福生活。每当他心烦意乱，这就是焦虑机制向他亮起了红灯，他会立即警醒，返回当下，开始独善其身的检测和优化工作。他深深地知道，只有关注当下，才能解决好当下存在的问题。

他热爱着自己的生活，热爱着自己的工作，他的生命在工作的每一个细节中开放着爱的花朵。虽然常常遭到人们的误解，但他依然怀着很好的耐心在包容着他们、等待着他们。他深深地知道，每个人都有自己的良知，每个人都想做好自己，每个人都能做好自己，仅仅只是因为知识的错乱，他们才陷入了内外交困的冲突和焦虑之中。而一

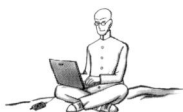

个真正懂得爱的人，对这个世界就一定会有足够的信心和耐心。

很多时候，他会把注意力放在那些正在发生改善的事物上面。他看到初春的萌芽、夏日的生长、秋季的成熟以及从寒冬开始轮回的希望。他满怀喜悦地观照着自己，也观照着存在于这个现象世界中的纷繁复杂的众生相。有时候他也会带着家人到公园里游玩，他看到那么多的游人，像蝴蝶似的在花丛里穿梭来往。他抬头看看远方，那些曾经像苍蝇一样困扰他的忧愁和烦恼，也早已蜕变成了蝴蝶，翩翩飞舞着，美化了整座山岗。

读书笔记：_____

_____

_____

_____

_____

_____

_____

I met monk Tang on the road

▷▷▷ ·········· ▌测 试 题

你有焦虑症吗？ ▷▷▷▷

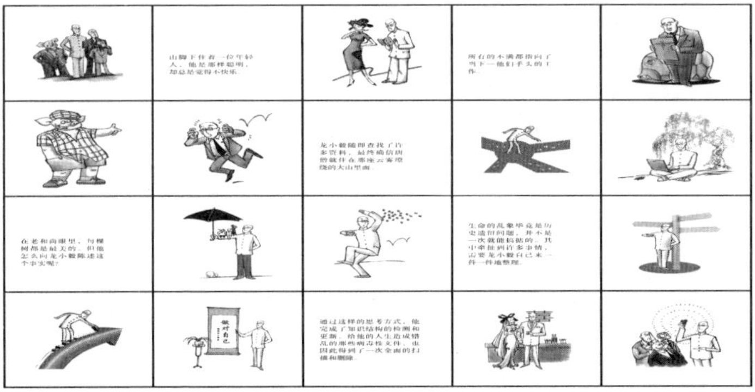

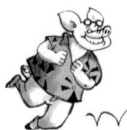

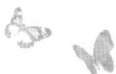

请回答下面的选择题。是，打☑。否，打☒。

1. 你独自在黑暗中是否感到有一些害怕？ ☐

2. 你是否经常觉得自己责任太重，而想减轻一点？ ☐

3. 你是否在意别人如何对待你？ ☐

4. 你是否常被突如其来的电话铃声吓一跳？ ☐

5. 你操心生活中的琐事吗？ ☐

6. 你会担心自己的健康状况吗？ ☐

7. 你关心钱的问题吗？ ☐

8. 旅行时，如果你与其他人走散了，你会害怕吗？ ☐

9. 你是否常常因为考虑一些问题而难以入眠？ ☐

10. 你是否常常需要服用安眠药？ ☐

11. 你是否有很明显的自我主义倾向？ ☐

12. 在一些重大的场合，你会感到紧张或者尴尬吗？ ☐

13. 当你感到极度生气或紧张时，声音会发生颤抖吗？ ☐

焦虑时代的传奇故事

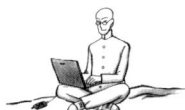

14. 你是否总是对某件事放心不下? □

15. 你是否很容易陷入烦恼, 而难以释怀? □

16. 你是否时常处在坐立不安的状态? □

17. 你是不是很难做到放松? □

18. 你是否常常会感到没来由的恐慌? □

19. 为使自己镇静下来, 你是否服用一些镇定安神药物? □

20. 你是否被消化不良、发疹之类的毛病所困扰? □

21. 你是否会被一些看似重要的小事激怒? □

22. 出现差错或遇到挫折时, 你会感到不安和忧虑吗? □

23. 你是否难以忍受噪音的困扰? □

24. 出门后, 你是否会反复惦记门窗有没有关好? □

25. 当别人取笑你时, 你会感到惴惴不安吗? □

26. 当你准备出席重要的宴会时, 是否会感到紧张? □

27. 对于陌生人, 你习惯于保持警惕吗? □

28. 在社交场合, 你是否习惯于处在不被人注意的地方? □

29. 如果朋友们要到你家聚会, 你会为此认真准备, 生恐
   出现任何差池吗? □

30. 你是否有很强的危机感, 习惯于将重要文件和财物收
   拾妥当, 以便及时应对? □

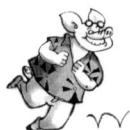

计算你的得分　是1 否0

☐ 11分以上：看得出你在为生活操心。分数越高，证明你越容易焦虑。

☐ 6-10分　：你的焦虑处于正常值。只要处理好你的问题，即可有效回归轻松状态。

☐ 5分以下　：你的心境很平和。在面对诸多问题时，你能够做到阵脚不乱，从容应对。这就是古人所谓"泰山崩于前而色不变"的境界。

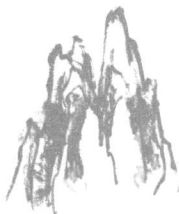

_____

_____

_____

_____

_____

　　焦虑时代的传奇故事

I met monk Tang on the road

做 对 自 己

寻找职场焦虑的解决方案

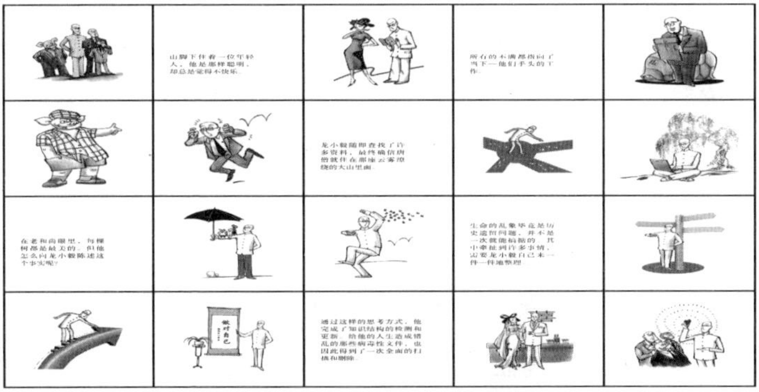

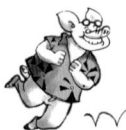

雷雨过后，燥热的天气顿时被清洗得凉凉爽爽。这是五月的深圳，燥热和雷雨正在成为这座城市的气候常态。从窗外看过去，莲花山在明净的空气中显现出一派苍翠的生机。

数十位企业家和职业经理人聚集在北大纵横管理咨询公司深圳运营中心的会议室里，以读书沙龙的形式，分享着这个名为《我在路上遇到唐僧》的传奇故事。很长时间以来，焦虑就像燥热的天气似的，笼罩着每个人的脑袋和神经。他们在寻求着焦虑的解决方案，能够像雷雨一样给他们带来震撼、润泽和希望。那么，在今天的读书沙龙里，他们将会迎来一场怎样的雷雨呢？

读者A 高柱是北大纵横的管理咨询师，也是此次读书沙龙的主持人。从业于管理咨询多年，他一直在忙忙碌碌，无暇顾及其他。没想到一测试，居然得到18分，焦虑

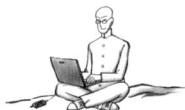

症状已然很明显。接着他回顾了自己的焦虑史，从前他会为一些具体的事情焦虑，而今则是莫名其妙地焦虑。焦虑之中，他常常想起他的女儿。女儿刚刚三岁，像春天的花朵似的天真烂漫，给了他许多快乐的慰藉。但他又想，这种快乐能够延续多久呢？等到女儿成年以后，还会有这样的快乐吗？

　　读者B　李冈是一位典型的职业经理人。六年前他刚到深圳时，似乎还没有这么焦虑。可是不久之后，他便有了女朋友，有了婚姻和家庭，接着便有了一个可爱的胖大儿子。时光荏苒，儿子已经五岁了，只是健康状况不是很好，经常去看医生。与高柱不一样，李冈最大的焦虑恰好来自他的儿子。准确地说，他在为儿子操心。严重的焦虑症使得他每天都要上网到深夜。他好像在寻找什么，却整夜整夜地不知道在干些什么。他抽烟抽得很凶，弄得整个屋子像他的脑袋一样乌烟瘴气。为了解决自己的焦虑问题，他开始信仰佛教。但直到现在，庄严神圣的佛祖还没能把他从焦虑中解救出来。

　　读者C　蔺毅是一位年轻的80后美眉，与李冈不一样，她信仰基督教。两年前她孤身一人来到深圳，在公司

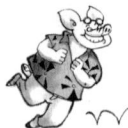

负责营销策划工作。但她并非市场营销专业出身，因此遇到许多困惑。随后发生了很多事情，好在不久之后，她的工作开始显现出正面的效应。她似乎正在成为一个工作狂，只有工作才能让她找到一种自我满足的成就感。可是到了周末，或者是在夜深人静的时候，孤独和恐慌感却会像海水一样淹没她。直到一个偶然的聚会，她结识了一群基督教的信众，被他们的热诚所感染，便义无反顾地投入到了上帝的怀抱之中。她近乎着迷地信仰着上帝，甚至于很有些揶揄李冈的意思：既然佛祖无能，为什么不改换门庭，来信上帝呢？

读者D　刘海龙的焦虑来自他的工作业绩。他以为，做同样的工作，若是做得比别人出色，便能消减他的焦虑。他说他来自一个"小地方"，"小地方"与"大城市"的对比让他感到巨大的自卑，他试图用自己的业绩赢取大家对他的认同，以消减他的自卑和焦虑。但事实上，他的自卑和焦虑就像滩涂上的礁石一样，无论海潮多么汹涌，自卑和焦虑却总是水落石出，从未消减。和许多焦虑症患者一样，他开始求助于心理学专业的老师和书籍。甚或在有些时候，他会到殡仪馆去发呆——然后他可以找到

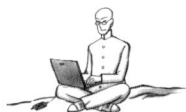

一种新的对比，觉得自己很幸运，这样心理就会平衡许多。

"到殡仪馆去发呆"的倡议显然很有些让人惊悚，大家伙儿坐在那里，立时发了好久的呆。

读者E 做人力资源管理的聂颖接着说起自己的遭遇。她经历了一场车祸，与死神擦肩而过，至今回想起来仍不免心有余悸。她以为，所谓焦虑其实是一种来自生命个体的体验和感受——从这个意义上讲，谁都有自己的故事，谁也不比谁更悲惨，但无论如何，每个人都要承担起自己的责任。无论是什么样的焦虑，我们都不能逃避，都得要硬着头皮承担。

读者F 和高柱一样，钱颖也是一位管理咨询师，担任着一家互联网公司的培训顾问。毫无疑问，她的焦虑也是来自职业生涯。无论是她自己还是她的学员，职场焦虑早已成为一个普适性的课题。她说她已经习惯于她的焦虑，但也一直在寻求有效的解决方案。

读者G 善于思考的蒋旭说："我觉得，《我在路上遇到唐僧》的阅读价值就在这里，龙小毅的故事具有极富智慧的参考作用。"她正在经历与龙小毅相似的心路历

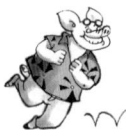

程。在公司里，她做的也是人力资源管理，但无处不在的办公室政治常常把她卷入漩涡之中，让她焦虑不堪。她一直指望着世界上有上帝、佛祖、圣人或者大师的存在，指望着他们能够用神通救助她逃脱苦难。没想到那位大师竟然是她自己。她终于明白了"自助者天助"的意义所在，原来她自己就是蒋旭版的龙小毅和蒋旭版的唐僧。

读者H 聪明能干的肖快谈到亲子教育问题，她也在为自己的儿子焦虑。在激烈的探讨中，她很快意识到：如果她不解决自己的焦虑，她就会把焦虑传递给儿子，焦虑的父母与焦虑的儿子之间，就会产生混乱和冲突。紧接着便有人联想起人力资源管理，老板之所以管理不好员工，也常常是因为他把自己的焦虑传递给了员工，焦虑的老板与焦虑的员工之间，便因此产生了混乱和冲突。办公室政治和许多管理上的困扰，往往与这样的焦虑有关。我们自己要首先从焦虑中解脱出来，然后才能正确地理解和解决企业遇到的每一项管理难题。

读者J 深沉睿智的余建明恰好是一位教育工作者。他意识到一个问题："人生在世，每个人都会认为自己做得对，并且会为此提供诸多合理性解释。然而人生之所以

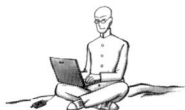

痛苦，恰好是因为我们做错了自己。"所谓焦虑的解决方案，其实就是如何做对自己。

读者K　在某外企担任高管的莫蔚蓝也发现了一个问题，即这个商业社会普遍存在的信仰危机。因为焦虑和无助，有些人在迷信上帝，有些人在迷信佛祖，还有些人则把自己托付给了某种主义。这是一种非常可怕的现象，因为人们会在迷信中丧失对人生的有效管理。事实上，上帝不需要我们迷信，佛祖也不需要我们迷信，是我们需要理解上帝和佛祖，并最终在理解中看到上帝和佛祖的真相。唐僧师徒当年，便是在历尽千辛万苦、穿越了一重又一重的魔障与乱象之后，最终才找到真正意义上的佛祖。若说人生就是一部西游，没有见到真佛，却怎么能够取到真经呢？

随着讨论的深入，读者们的兴趣得到进一步激发。陈郁、吴佳特地为大家准备了咖啡、红茶和甜点。在短暂的茶歇之后，周凯歌、赵力军、柴晓英、陈宝光、周晓定也纷纷表达了自己的所思所悟。大伙儿都说，《我在路上遇到唐僧》是一本很有意思的好书，尽管每个人都有各自的名字，但每个人都是那个神秘的"我"。书中所讲述的

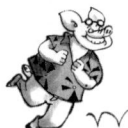

那段故事，其实也是我们每个人的生命旅程。唯一不同的是，有的人已经懂得了"我"与唐僧的关系，有的人却还在莫名其妙。

读一本好书，犹如沐浴一场雷雨。兴致盎然的读者们一次又一次地打开这本书，一次又一次地感受到雷雨的震撼与润泽。整整一个下午过去了，天色已经很晚，但读者们依然意犹未尽。

感谢孟源，他是个有心人，记录了读书沙龙的全部过程。在这些记录中，有一篇颇为珍贵的读书文摘，名之曰《做对自己的18条箴言》。蔡金馨、邓红丽和张慧敏都感慨地说，这18条箴言将会让他们受用一辈子。

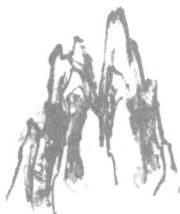

焦虑时代的传奇故事

I met monk Tang on the road

读 书 文 摘

做对自己的18条箴言

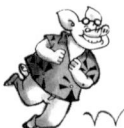

1. 幸福与欲望成反比——获得幸福的秘诀不在于满足欲望，而在于正确的人生观。

2. 人生究竟是幸福还是痛苦，其实取决于你自己的理解和选择。如果你是对的，即便你手头只有一个馒头，你也会开怀地笑。如果你做得不对，即便你拥有万贯家财，你也会陷入极大的焦虑之中。

3. 焦虑是一种本能的预警机制。但若是你无法有效地解除警报，那么你就只能陷入更严重的混乱与焦虑之中。

4. 生活需要欣赏。有了欣赏，便有了美的呈现。但你若是挑剔它，它就会充满令人难以忍受的种种缺陷。

5. 不要把工作从人生中剥离出去，而要把工作与人生联系起来思考。解决了人生的问题，也就解决了工作的问题。

6. 真正热爱生活的人，一定会热爱他的工作。否则

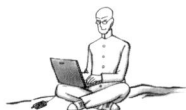

他便只能一边忍受工作的压力，一边寻求工作以外的刺激和慰藉。

7. 对于那些追求名利的人来说，工作是一种不得不承受的折磨。但若是你懂得享受工作，那么工作便是一场祝福。

8. 脚下只有一条路，那条路就是你的人生。看着你脚下的这条路，无论它穿越过怎样的山水和险隘，也无论它怎样狭窄、泥泞、曲折，你都必须无条件地接受它。只有接受，才能理解。只有理解，才有答案。

9. 要关注你的问题。只有追寻着你的问题，才能最终找到你想要的答案。尽管这种过程并不舒服，就像唐僧师徒西天取经那样，要经历许多难以承受的魔障。

10. 每个人都会认为自己做得对，并且会为此提供诸多合理性解释。然而人生之所以痛苦，恰好就是因为我们做错了自己。我们在自作聪明地追逐眼前的利益，可我们并不懂得爱自己和爱别人，并因此陷入莫名其妙的焦虑之中。这就说明，我们对于利益的考量可能不够妥当。

11. 我们需要重新检测自己的知识，因为知识决定了我们的价值观。我们需要问自己："我真的需要那些利益

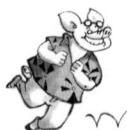

吗？为了获得那些利益，我究竟需要付出多少代价？我真的值得为此付出吗？是谁告诉我需要那些利益，那些利益可能对他有用，但对我有用吗？"或者说："那些利益从前对我有用，但现在呢？"我们通常都不会这样问自己，因为我们每个人都活在自己的知识里，并因此而自以为是。而恰好就在此处，决定了明智与愚蠢的区别。

12. 不幸的经历和错乱的知识结构，让我们的人生观变得支离破碎而又复杂，于是我们便只能陷在迷惘与焦虑之中，无法突围。只有重新整理我们的知识结构，让它变得完整而有序，才能最终找到人生的出路。

13. 整理自己的知识结构，会让我们的心灵变得纯美。这时我们就会惊奇地发现，当内在的心灵世界变得越来越美时，外在的现象世界也会相应地变得越来越美。

14. 要如何整理我们的知识结构呢？首先要学会谦虚，承认自己无知，然后是全然地观照自己的内心，这时生命就会逐渐从错乱中解脱出来，呈现出最初的纯洁和完整。

15. 假如我们在工作中遇到麻烦，真正的问题是我们的知识。并不是老板、同事或工作上的难题在困扰我们，是我们的知识给我们造成了困扰。但如果我们知道真正的

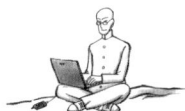

答案，我们就会懂得怎样做正确的事，以及怎样正确地做事。我们将能够明智地听从自己，而不至于屈服于外在的压力和诱惑。只有这样，我们才能够做对自己，并且有可能帮助别人做对。

16. 农民们都知道，禾苗的重心在它的生命里，它唯一的任务就是成长——它的生命力越旺盛，就越有可能结出丰硕的稻穗。但是，如果我们的重心在稻穗上，我们就会做出拔苗助长的傻事。这就是我们的问题，当我们把重心放在功利上面，我们就会犯浑。我们要改变的是那个重心，让它回到我们的生命中来，我们的生活将会因此而变得沉稳和从容。

17. 如果你只是为了某种经济学的利益而工作，那就意味着你在出卖自己，而工作也会因此成为摧残人性的代名词。但如果你能够回归自己的生命，那么工作就会蜕变成一种快乐的成长机制。

18. 做对自己是人生的前提。每当我们感到焦虑而心烦意乱时，不要急于行动，要设法冷静下来，去查找问题的来源。当问题得到处理，焦虑便不复存在，快乐会重新回到我们的心中。

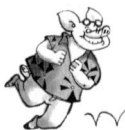

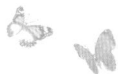

焦虑的时代需要倍轻松

倍轻松（breo）有奖读书启事

亲爱的读者朋友：

当你读完本书之后，你与传说中那个神秘的唐僧之间，便已经历了一段意味深长的神缘。我们关心的是：①你现在还好吗？②龙小毅的故事，对你有所触动或者启发吗？③你是否也像龙小毅那样，找到你的唐僧？

解决你的焦虑不是一件简单的事。你不可能像做外科手术那样，把焦虑一切了之。你需要通过整理你的往事和知识结构，来更新你的人生和价值观。也就是说，你需要一次一次地经历你自己——前面已经说过，这个过程就像唐僧取经那样，充满了许多艰难险阻。

我们将一如既往地关注你。如果你愿意，可以把你的故事和感想写下来，寄给我们。我们将从所有来稿之中甄选出20位入选者。如果你有幸入选，即可能获得：

①价值￥1680元倍轻松头部按摩器一台；
②在本书的修订本中与众多读者分享你的故事和感想。

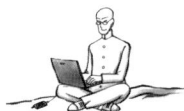

需要说明的是，当你把自己的故事和感想寄给我们时，就意味着你同意我们在编辑工作中采用。而你也将会在2012年6月1日前收到我们的通知和礼物。书从深处可见道，人到解脱倍轻松，我们希望能够以知音的方式祝福你。

来稿请寄：深圳市福田区彩田南路2032号海天出版社（邮编：518033）祖花先生收；电子邮箱：joy600@163.com.

倍轻松iDream1180头部按摩器：

1. 十五年专业研究，只为优质睡眠。

2. "传统中医+现代科技"，值得信赖。

3. 针对头颈部的穴位揉压、振动按摩，有效舒缓紧张情绪
   与头痛头晕，帮助轻松入眠。

每天几分钟，睡眠倍轻松，详情可登录 www.breo.com.cn

成君忆系列作品目录

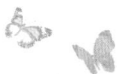

1. 《水煮三国》（2003年7月中文简体字第一版）

以大话式的语言风格，开创了管理文学的写作流派，并立即风靡海内外，形成一种有趣的"水煮"现象，成为中国本土经管类图书的经典。

2. 《孙悟空是个好员工》（2004年8月中文简体字第一版）

全新解读中国古典文学名著《西游记》所描述的四种人物性格，展现了《西游记》科学而又富有人文色彩的管理心理学体系。

3. 《渔夫与管理学》（2005年8月中文简体字第一版）

通过解读美国文学名著《老人与海》中的人物命运为主线，深刻揭示了人性与管理学之间的隐秘关系。

4. 《像园丁那样管理》（2006年7月中文简体字第一版）

以超越经济学的文化视野，旗帜鲜明地表白了作者的管理学见解——像园丁那样管理。

5. 《管理三国志》（2007年5月中文简体字第一版）

以文化比较研究的方式解析备受争议的历史案例，提出了一系列贴有成君忆标签的管理学理念，标志着他在管理思想上的成熟。

6. 《爱情经济学》（2008年10月中文简体字第一版）

本书富有文学性的故事结构。作者通过白领佳丽潘金莲的职场情话，精彩纷呈地演绎了一部"经济学的妖艳读本"，被读者们称为"现代版的《金瓶梅词话》"。

7. 《千里走三国》（2009年1月中文简体字第一版）

说是千里走三国，其实何止万里！古人有"读万卷书，行万里路"之说，这部《千里走三国》便是一位管理学专家的文化苦旅。作者从管理学的路径来研读历史，令人震惊地还原了许多历史的真相。

8. 《世界上最珍贵的宝藏》（2009年6月中文简体字第一版）

以一种超越经济学的文化视野，指出只有生命才是世界上最值得我们珍惜的宝藏。作品采用了一些曲折动人的小说元素，通过企业家阮小二与历史学家孔明的问答，认真探寻了人生与经济学之间的诸多复杂问题。

9. 《洗澡——危机时代的组织变革》（2009年10月中文简体字第一版）

在本书中，作者精心制作了一套测评组织文化的工具。

利用这套测评工具，可以像医生一样为企业提供诊断和对症下药的管理咨询服务。作者以《洗澡》为题，意思是说：①变革的意义有如洗澡，而不仅仅是换衣服；②当危机来临时，应该像洗澡一样，适时地变革组织的文化。

10. 《带好你的兵：向戚继光学管理》（2010年10月中文简体字第一版）

作者认为，我们今天所研究的领导力、执行力、战斗力、竞争力、绩效考评、激励性薪酬制度，以及团队文化建设等诸多管理学奥秘，可以在四百多年前的一代名将戚继光那里找到答案。优美的散文笔调，独特的观点论述，为管理学研究提供了极有价值的参考文本。

11. 译著：《峰与谷》（2009年11月，中文简体字第一版）

斯宾塞·约翰逊原著。斯宾塞·约翰逊曾经以一部《谁动了我的奶酪》名动天下，但这部《峰与谷》却凝结了他毕生的智慧，有着寓言的美感。

12. 译著：《一分钟经理人的第四个秘诀》（2010年1月中文简体字第一版）

肯·布兰佳原著。人人都会犯错，但认知错误却往往需要极好的智慧修养。所谓"一分钟经理人的第四个秘诀"，即是如何力挽错误之狂澜于既倒的公关之道。为肯·布兰佳《一分钟经理人》系列之一。

13.《在梁山公司野蛮成长》(2011年6月中文简体字第一版)

"不懂办公室政治便不懂管理学，因为管理学关系到人性，而人性是需要用权术来控制的。"作者以梁山集团公司的发迹史为主线，以看似荒诞不经的笔调，刻画了人力资源管理在现实环境中的真相。本书与《水煮三国》、《孙悟空是个好员工》、《爱情经济学》合称"水煮四大名著"，其文笔之犀利，则堪称"水煮四大名著"之妙绝。

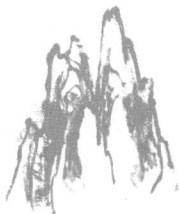

图书在版编目（CIP）数据

我在路上遇到唐僧 / 成君忆著. —— 深圳：海天出版社，2011.7
ISBN 978-7-5507-0161-8

Ⅰ. ①我… Ⅱ. ①成… Ⅲ. ①管理心理学－通俗读物
Ⅳ. ①C93-05

中国版本图书馆CIP数据核字(2011)第095748号

我在路上遇到唐僧
WO ZAI LUSHNAG YUDAO TANGSENG

出 品 人　尹昌龙
出版策划　毛世屏
责任编辑　于冬凤
责任技编　蔡梅琴
装帧设计　海天龙装
　　　　　0755-83461000

出版发行　海天出版社
地　　址　深圳市彩田南路海天大厦　（518033）
网　　址　www.htph.com.cn
订购电话　0755-83460178(批发)　83460397(邮购)
设计制作　深圳市海天龙广告有限公司　Tel:83461000
印　　刷　深圳市华信图文印务有限公司
开　　本　889mm×1194mm　1/32
印　　张　4.5
字　　数　100千
版　　次　2011年7月第1版
印　　次　2011年8月第2次
定　　价　25.00元